中医妇科学概论

ZHONGYI FUKEXUE GAILUN

李丰华　王娟丽　吕　波　主编

江西科学技术出版社

江西·南昌

图书在版编目（CIP）数据

中医妇科学概论/李丰华,王娟丽,吕波主编. –
南昌:江西科学技术出版社,2021.10（2023.7重印）
ISBN 978-7-5390-6738-4

Ⅰ.①中… Ⅱ.①李… ②王… ③吕… Ⅲ.①中医妇
科学－概论 Ⅳ.①R271.1

中国版本图书馆CIP数据核字（2019）第027527号

国际互联网（Internet）地址：
http://www.jxkjcbs.com
选题序号：ZK2018469
图书代码：B19019-102

中医妇科学概论 　　　　　李丰华　　王娟丽　吕波　　主编

出版 发行	江西科学技术出版社
社址	南昌市蓼洲街2号附1号
	邮编：330009　电话：（0791）86623491　86639342（传真）
印刷	永清县晔盛亚胶印有限公司
经销	各地新华书店
开本	787 mm × 1092 mm　1/16
字数	110千字
印张	7.5
版次	2021年10月第1版　2023年7月第2次印刷
书号	ISBN 978-7-5390-6738-4
定价	42.00元

赣版权登字–03-2019-031

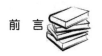

前　言

　　中医妇科学是运用中医学理论研究妇女生理病理特点和防治妇女特有疾病的一门临床学科。中医理论包括阴阳五行学说、脏腑经络学说、气血津液学说、病因病机、四诊八纲、辨证施治等。中医妇科学就是要运用这些基本理论,以整体观念为主导思想,系统地研究妇女生理病理特点和特有疾病的病因、病机、症状、诊断、治疗和预防。

　　本书分为中医妇科发展史、女性解剖与生理特点和中医妇科诊断与治疗。本书坚持理论联系实践的精神,将中医学理论与现代中医妇科临床疾病诊治相结合,以期尽可能地为我国的妇产科临床医学技术的发展添砖加瓦,为广大女性朋友带来健康的希望与福祉。

目 录

1 中医妇科发展史

1.1 中医妇科学及其发展

1.1.1 中医妇科定义与范畴

1.1.1.1 中医妇科

"中医妇科",限定的是科别,《中医大辞典》对其的解释为:"女科,即妇科,为中医专科之一。主要从妇女的生理、病理特点出发,研究妇女的经、带、胎、产疾病及其他特有疾病的辨证论治"。"中医妇科学",是指运用中医学的理论系统地研究女性生理、病理特点及女性特有疾病的病因病机、症状、诊断、治疗和预防这一门临床学科。中医妇科学的传统研究范围一般包括经、带、胎、产、妇科杂病这几大类。此处需要说明,由于西医妇产科学的进入、推广,传统的中医接生法的种种弊端显露,西式产科学在此百年时间内逐渐取代了中医产科,因此中医妇科学将不涉及生产这一部分的内容,仅第一阶段的民国时期略做介绍。

1.1.1.2 中医妇科学的定义范畴

中医妇科学是根据中医学的理论,认识妇女的解剖生理和病理特点、诊疗规律及研究妇女特有疾病的一门临床科学。

妇女由于在解剖上有子宫、胞脉、胞络、子门、产道、阴户等器官或组织,在生理上有月经、妊娠、分娩、哺乳等特点,因此,也就产生了月经病、带下病、妊娠病、产后病、妇科杂病等一些妇女特有的病种。如何掌握妇女疾病的规律,研究有效治法,这是我们了解和学习中医妇科学的主要内容。在我国唐代著名医家孙思邈的《千金要方》中有"妇人之别有方者,以其胎妊、生产、崩伤之异故也……所以妇人别立方也"的精辟记载,为后世的妇产科作为专科的设立,奠定了理论基础。

中医妇科学研究的范围,根据历代文献记载,分为调经、种子、崩漏、带下、胎前、临产、产后、杂病等项目。但概括起来,不外经、带、胎、产和杂病五个内容。

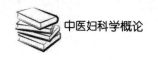

虽然中医妇科学是一个专门学科，但与中医内科学以及其他临床学科有着密切的联系。因此，必须善于运用中医学理论的整体观念来学习和研究探讨，才能学好中医妇科学。

1.1.2　我国妇产科学发展概况

我国妇产科学的发展史，从有文字记载的3000多年前殷商时代的甲骨文卜辞中，就有零散的论述。从其发展历程来看，首先重视产育。如现存古典著作《易经·爻辞》中，有"妇孕不育"等记载。先秦战国时代《山海经》中也记载了有食之"宜子"或"无子"的药物。到周朝初年，在民间已流传着许多有关妇科方面的知识，如《曲礼》中说："取妻不取同姓"，认识到"男女同姓，其生不蕃"。初步了解血缘亲近配婚者，对生育存在不利的因素，已开始有了优生学说的雏形记载。

两千多年前的著名医著《黄帝内经》（简称《内经》），已有妇女解剖、生理、诊断、妇科病等内容的描述。它通过解剖，知道妇女的女子胞是内生殖器官，并系有"胞脉"和"胞络"等。如《素问·上古天真论》中对女性生理及其生长、发育、衰老的客观规律有较详细的论述："女子七岁，肾气盛，齿更发长；二七而天癸至，任脉通，太冲脉盛，月事以时下，故有子；三七肾气平均，故真牙生而长极；四七筋骨坚，毛发长，身体盛壮；五七阳明脉衰，面始焦，发始堕；六七三阳脉衰于上，面皆焦，发始白；七七任脉虚，太冲脉衰少，天癸竭，地道不通，故形坏而无子也。"由上可知，女子到了十四岁左右便有"天癸至"而月经来潮，标志着青春期的到来，若"阴阳和"则有妊娠的可能。不论到哪一个年龄阶段，肾气的盛衰是关键。女子要到21岁左右才发育成熟而身体盛壮，故后世医书据此提出"必二十而后嫁"的观点，因早婚早育，对母子不利。妇女49岁左右月经逐渐不再来潮，并缺乏生殖能力。在《内经》中对妇人病的病因病理也有记载，如《素问·阴阳别论》说："二阳之病发心脾，有不得隐曲，女子不月。"又如《素问·评热病论》中说："月事不来者，胞脉闭也。胞脉者属心而络于胞中。今气上迫肺，心气不得通，故月事不来也。"以上对妇女月经病的成因描述较详细。《内经》中以妇女的脉象变化来测知妊娠也有深刻的论述，如《素问·腹中论》云："何以知怀子之且生也？岐伯曰：身有病无邪脉也。"《素问·平人气象论》说："妇人手少阴脉动甚者，妊子也。"此外，《内经》中对妊娠期的用药原则，亦有记载，如《素问·六元正纪大论》云："妇人重身，毒之何如……有故无殒也……大积大聚，其可犯也，衰其大半而止，过者死。"并载有"四乌鲗骨——蘆茹丸"药方，仍为今天临床所常用。

又据马王堆汉墓出土文物得知，公元前2世纪已有《胎产书》。

据《史记·扁鹊仓公列传》记载:"扁鹊名闻天下,过邯郸,闻贵妇人,即为带下医。"这里所说的"带下"是妇科疾病的统称,即指妇人裙带以下的疾病。"带下医"即指专治妇女经、带、胎、产诸疾的妇科专科医生。由此可见,我国在2000多年以前,中医学对妇产科就有了一定的认识,并且出现了专门医生。现有文献可查者,最早的女医生为义姁和淳于衍,她们都是西汉时代入宫作为皇后的侍从医生,主要从事妇产科,可称"乳医""女医"。

秦汉时期,汉初《艺文志》记载了李柱国校正方技书时,有《妇人婴儿方》《范氏疗妇人方》《徐文伯疗妇人瘕》等,是我国最早的妇科专著,但可惜原书多已散佚。在东汉末张仲景撰著《伤寒杂病论》,据其序言谓参考过《胎胪药录》。在张仲景所著的《金匮要略》中对妇科疾病作了专题研究,全书共6卷,计25篇,其中有3篇专论妇科病。如"妇人妊娠病脉证并治",主要讨论了妊娠出血、妊娠腹痛、妊娠水肿等症;"妇人产后病脉证并治",提出了痉、郁冒、大便难之症,并对产后腹痛、呕逆、下利等症立了治法;还有"妇人杂病脉证并治",论述了热入血室、脏躁、经闭、痛经、漏下、转胞、阴吹等症。既有证候描述,也有方药治疗,共收集30多张方子,如温经汤治月经病,胶艾汤治漏下,红蓝花酒治痛经,抵当汤治血瘀经闭,当归散养血安胎,干姜半夏人参丸治脾胃虚寒的妊娠呕吐,桂枝茯苓丸治症瘕,甘麦大枣汤治脏躁等。由于上述方子疗效卓著,直到现在对妇产科临床仍有指导意义。其中不仅有内治法,而且还有外治法,如狼牙汤沥阴中,以蛇床子裹成锭剂纳阴中等,开创了妇科冲洗和阴道纳药的先河。这三篇已具备了妇科学的雏形,为后世妇产科学专著打下了理论基础。汉末三国时代外科名医华佗,对妇产科也具有精湛的诊疗技术,能用针和药正确处理胎死不下的病例。综上所述,妇产科学在我国公元3世纪的汉代,已发展到了颇高的水平。

晋代名医王叔和著有《脉经》,其中第九卷专门阐述有关妇产科的脉象和辨证施治。它一方面继承了《内经》《难经》《金匮要略》的主要理论,一方面又有所发挥,对女子的生理、病理现象,有了进一步的认识。他观察到有些妇女的月经,并非一月一行,也没有什么病态反应,所以在《脉经》一书中指出,经水三月一行的叫"居经"。一年一行的叫"避年"。孕初仍有经行而量少者谓之"激经"。又指出临产时脉象变异说:"妇人怀妊离经,其脉浮,设腹痛引腰脊,为今欲生也,但离经者不病也。又法妇人欲生,其脉离经,夜半觉痛,日中则生也。"另外,还指出胎将堕的脉象,也论及产后的常脉和异常脉,以及妇人症瘕积聚的生死脉象等。如"平妇人病生死征第八"中曰:"诊妇人新乳子,脉沉小滑者生,实大坚弦急者死。"

公元7世纪初的隋代,以太医博士巢元方为首,集体编写了一本包括病因、病理、

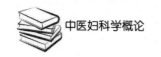

症候学等内容的专著《诸病源候论》，全书共 50 卷，分 67 门。其中 37 卷至 44 卷是论述妇产科病证的。对妇科病病因病理的讨论，共论列 283 种病候，其中论妇人杂病有 141 论，妊娠病 61 论，将产病 3 论，难产病 7 论，产后病 71 论，每候论列一个证的病因病理，对后世妇产科的发展影响较大。其中明确妊娠期为十个阴历月左右，并提出要有人工流产法。在《妊娠欲去胎候》中说："此谓妊娠之人羸瘦，或挟疾病，既不能养胎，兼害妊妇，故去之。"因该书体例是没有方药治疗的，故未附去胎方。

唐代，已设立了太医署，并且有了较完善的医学教育机构。唐代著名医家孙思邈著有《千金要方》，把"妇人方"三卷置于全书之首，收集妇人药方达数百余首，并吸收了不少民间单方验方。在该书序例中说："先妇人、小儿而后丈夫……则是崇本之义也。"三卷内容包括求子、妊娠疾病、月经病、带下病、杂病等的证治，对疾病的机理认识颇为清楚，比较系统地总结和反映了唐代以前的医学成就。难能可贵的是，孙思邈的《千金要方》中载有绝产的方药和灸法，同时认为必要时应采用各种方法来绝育、避孕或药物堕胎，对生育问题已有正确的认识和措施。对不孕不育患者，认为可能由于女方"子脏闭塞不受精"，亦可因"丈夫有五劳七伤，虚羸百疾"所致，其中有不少独到的见解。此外，还提出用铁器断脐，最易使新生儿感染破伤风，孙氏首先提出"断脐不得以刀子割之"。

唐代昝殷在继承前人成果的基础上，又广泛收集了民间单、验方写成《经效产宝》，是我国现存最早的产科专书。分上、中、下三卷及续编一卷。上卷讨论妊娠疾患，安胎法，饮食宜忌及难产等；中、下两卷则叙述各种产后疾患。共计 41 门，260 余方，体例与《千金要方》相似。该书对每类证型，均首列短论，后列方药，讨论尚较精当，足为后世医学法则。有些短论，现在看来仍颇具水平。如论妊娠反应："夫阻病之候，心中愦愦，头旋眼眩，四肢沉重，懈怠，恶闻食气，好吃酸咸果实。多卧少起，三月四月呕逆，肢节不得自举者。"详尽而且扼要。所附三首处方，用人参、厚朴、白术、茯苓之类健脾利水，橘皮、生姜、竹茹等药化痰止呕，对于妊娠恶阻的治疗，均为可靠，至今后世历代医家仍遵从此方药指导临床治疗。《经效产宝》传本少，已无法窥其原貌。

公元 10 世纪的宋代，我国已有管理医事的太医局，分为九科，产科（包括妇科）是其中之一，并设有产科教授，共 10 人。是现今世界医事制度上妇产科最早的独立分科。由于有明确的分科，妇产科学又有了更进一步的发展。如杨子建著有《十产论》一书，详述横产、倒产、碍产等各种难产以及助产方法，是一部较好的妇产科专书。其中转胎手法是医学史上异常胎位转位术的最早记载。

宋代对妇科影响较大的还是陈自明的《妇人良方大全》。因这以前各家著述的专书多偏于胎产方面,而妇科的其他疾病,都包括在大方脉(内科)之中。直到陈自明此书的问世,才概括了妇产全科疾病。全书 24 卷,分 8 门,260 余论。全书内容丰富。是宋代妇科的杰出作品。并长期为后世所应用。

在宋代由于有了明确的分科,故妇产科的专书和其他各科一样多起来了。除上述之外,还有李师圣、郭稽中的《产育宝庆集》,朱端章的《产科备要》,薛仲轩的《坤元是保》,齐仲甫的《女科百问》,陆子正的《胎产经验方》,无名氏的《产宝诸方》等等。

从 13 世纪至 14 世纪中叶的金元时代,是我国医学理论进一步发展和深化的时期,也是我国医学史上百家争鸣的时期。主要以刘(完素)、李(东垣)、朱(丹溪)、张(子和)四大家争鸣为主。他们根据各自所处的环境和条件的不同,在学术上也有不同创见。

刘完素在《素问病机气宜保命集》中提出:"妇人童幼天癸未行之间,皆属少阴;天癸既行,皆从厥阴论之;天癸已绝,乃属太阴经也。"这是后世治少女着重肾经,中年妇女着重肝经,绝经期妇女着重脾经论治的根据。刘完素认为火热之邪是导致各种证候的主要原因,谓"六气皆从火化",治法主用寒凉。故《素问病机气宜保命集》说:"女子不月,先泻心火,血自下也。"即主张用寒凉泻火之法以通经,被后世称为"寒凉派"。

李东垣从"土为万物之母"的理论,提出了"内伤脾胃,百病由生"的论点,常以补脾益气,升阳摄血,升阳除湿等法,广泛应用于妇科临床。他在《兰室秘藏·妇人门》论述经闭不行,曰:"妇人脾胃久虚,或形羸气血俱衰而致经水断绝不行……病名曰血枯经绝,宜泻胃之燥热,补益气血,经自行矣。"其论经漏,则认为"皆由脾胃有亏,下陷于肾,与相火相合,湿热下迫,经漏不止……宜大补脾胃而升举血气"。此法今天用治崩漏,仍多取效。对于产后用药,主张以补血为要。总之,李氏的补脾升阳,益气补血之法,对妇产科疾病具有临床指导作用,被后世称为"补土派"。

朱丹溪著有《格致余论》《丹溪心法》《局方发挥》等。主张因时、因地、因人禀赋而不同,治法以针对气、血、痰为主。理论上提出"阳常有余,阴常不足"之说。对于产前病调治,主张"当清热养血",认为"产前安胎,黄芩、白术为妙药也"。对产后病治疗,则重在补"虚"。为"养阴派"的倡导者。

张子和著有《儒门事亲》,善用汗、吐、下三法以驱病。在他的医案中,往往用吐、下法驱逐痰水以治月经病而取效。他总结了"凡看妇人病,入门先问经;凡治妇人病,不可轻用破气行血之药,恐有娠在疑似之间也;凡看产后病,须问恶露多少有无,此妇科要诀也。"主张"贵流不贵滞"的理论,认为痰水之邪与气血是互相关联的。这些经验,均为后世所采用,是"攻下派"的倡导者。

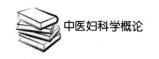

以上四大家的经验和理论，从不同角度丰富了妇科学的内容，使妇科的辨证施治，得到了进一步的充实。

明代医家继承了宋、金、元各家的理论和经验而加以总结提高，主要特点是各种医学理论在实践的基础上，更加完备，更为详尽。出现了不少内容系统的妇产科专书。王肯堂的《证治准绳·女科》、薛立斋的《女科撮要》、万全(密斋)的《广嗣纪要》《万氏女科》等。万氏对嗣育问题，提出"种子者，男则清心寡欲以养其精，女则平心定气以养其血"。此外，还有因女子先天生理缺陷而致的不孕症，称"五种不宜"，即所谓螺、纹、鼓、角、脉。

王肯堂的《证治准绳·女科》，是综合前人有关妇产科的论述和治疗方药，分门别类而编次成书。全书内容丰富，博采各家之说，加以发挥，并对小产特别重视，提出："小产不可轻视，将养十倍于正产也。"小产一般都因体弱、病损或跌仆损伤所引起，其体力不若正产时健旺，所以他的立论非常合乎情理。其后武之望所编之《济阴纲目》，基本上以该书为蓝本，集历代妇科之大成，对审证论治立方用药，阐述精详。书中从调经、崩漏、带下以迄胎前、产后，搜罗丰富，分门别类，纲举目张，原委条贯，易于阅读，尤其书上眉注眉批皆为经验之谈，不但可以帮助读者正确认识妇科要旨，更有助于临床治疗上的知常达变。故武氏之书流行颇广。

明代杰出的医药学家李时珍所著的《本草纲目》对月经的生理、正常周期、以及异常症候也有论述和发挥。他说："女子，阴类也，以血为主。其血上应太阴，下应海潮，月有盈亏，潮有朝夕，月事一月一行，与之相符，故谓之月水、月信、月经……女子之经，一月一行，其常也；或先或后，或通或塞，其病也。复有变常，而古人并未言及者，不可不知。有行只吐血衄血，或眼耳出血者，是谓逆行……有一生不行而受胎者，是谓暗经。"这是根据中医学说天人相应之理来解释妇女月经的周期性。

明代还有张景岳的《景岳全书·妇人规》对妇科的生理病理提出不少卓越的见解，对后世妇产科学的发展影响较大。主要学术思想是对女性生理的认识，认为妇女必须注重冲任、脾肾、阴血。如在《经脉诸脏病因》中说："女人以血为主，血旺则经调而子嗣……故治妇人之病，当以经血为先。"在《经不调》中又说："调经之要，贵在补脾胃以资血之源；养肾气以安血之室。"以及"行经之际，大忌寒凉等药"等治疗法则。

至清代，妇人杂病科和产科合为妇人科或女科。当时的著作有：肖慎斋的《女科经论》，主要是综合前人的理论，分门别类以编次，但无治疗方药。还有陈修园的《女科要旨》、沈尧封的《女科辑要》及无名氏的《竹林女科》、阎纯玺的《胎产心法》等。而对后世影响较大者有《傅青主女科》。该书对带下、血崩、种子以及妊娠、小产、难产、正产、产后等病均有简要的论述。其立论强调肝、脾、肾对妇女生理病理特点的作用。在调气血、健脾胃、补肝肾中又特别强调保护阴血，且论证治病关顾全面。总之，全书谈症不落古人窠臼，制方不失古人准绳，用药纯和，无一峻品，辨证详明，一目了然。其次，对后世妇产科学有影响的是亟斋居士的《达生编》，书中以简要而通俗的文字论述胎产时应注意的临产六字真言："睡、忍痛、慢临盆"，提出分娩是个生理现象，不必惊慌和操之过急。此六字真言对后世医家在产科治疗中仍有指导意义。此外，《医宗金鉴·妇科心法要诀》为清代吴谦所著，在妇科方面都有较大的贡献。

清末民初至中华人民共和国建立后的几十年间，中医妇科学也有一定的发展。

清末时期由于西洋医学的渗入，出现了"中西汇通"的浪潮，著名医家唐容川、张锡纯等是其中的代表人物。虽然他们没有妇产科学专书，但在其代表著作中每有论及妇科的内容。如唐容川的《血证论》中论述了经血、崩带、瘀血、蓄血、产血、经闭、胎气、抱儿痨等。张锡纯的《医学衷中参西录》有《妇女科》和《女科方》的内容，比较重视调理脾肾和活血祛瘀，如理冲汤（丸）、安冲汤、固冲汤治月经病，寿胎丸用于安胎等，效果显著，为医家所常用。

此外，张山雷著有《女科读》（又名《沈氏女科辑要笺正》），该书以沈尧封的《沈氏女科辑要》为基础，结合自己的经验以引申其义，为之笺正。强调辨证施治，反对固执。对方药使用，有独到见解，敢于在该书中吸收新知，引用新说。

清末民初和中华人民共和国建立后还有严鸿志的《女科精华》《女科证治约旨》和《女科医案选粹》（均属退思庐医书），恽铁樵的《妇科大略》，秦伯未的《妇科学》，以及蒲辅周的《中医对几种妇女病的治疗法》，时逸人编写的《中国妇科病学》等等，在妇科学理论上均有一定造诣。

中华人民共和国建立以来，中西医结合在妇科学领域也取得不少的成绩。如中医中药治疗宫颈癌；针灸纠正胎位，可防治难产；中西医结合非手术治疗宫外孕；中医中药治疗功能性子宫出血等等。特别是1956年建立中医高等教育学府以后，连续组编了四版中医妇科统一教材，出版了《中国医学百科全书·中医妇科学》，培养了一大批中医妇科人才，为妇女的保健事业做出了贡献。同时，随着中医中药在国际上地位的逐步提高，中医妇科的科研成果也参与国际间的交流。

1.1.3　中医妇科发展环境和方向

1.1.3.1　政府对中医妇科发展的态度和要求

由于女性在整个社会民族繁衍中起到无可替代的作用，妇科在整个中医学科中占

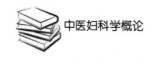

据重要的位置,传统中医基本分为内、外、妇、儿四大科。无论是民国时期还是中华人民共和国建成之后,政府对妇女的卫生保健工作都十分重视。

民国时期,政府对妇女保健工作十分重视。其中最主要的一项政策即推广新式生产法,大大保障了孕产妇的健康生产,即使中医产科开始逐渐萎缩、没落,但中医妇科仍有发展。从侧面反映出,妇女健康对社会的重要性,以及妇科在医学中所占的重要位置。

中华人民共和国成立初期,我国提出卫生工作方针,其中有"团结中西医"。中央政府十分重视妇幼卫生保健。在医药卫生政策方面,首先提出"推广医药卫生事业,并注意保护母亲、婴儿和儿童的健康",召开全国妇幼卫生座谈会。由教育部、卫生部、全国妇联、共青团中央联合发布《关于积极防治女学生、女教职工月经病的通知》以及由卫生部发出《关于进一步开展防治子宫脱垂的通知》。

计划生育政策提出后,我国的妇科研究重点为中医药应用于计划生育,包括应用中药芫花制剂做中晚期妊娠引产以及天花粉注射液中止妊娠。

1978年以后,党和政府针对我国医药卫生事业的发展明确指出必须依靠中医、西医、中西医结合三支力量,三支力量都要大力发展,长期并存,发展具有我国特点的新医药学,推进医学科学现代化,具体体现在积极抢救和继承名老中医学术经验、培养大批中医药后继人才、组织西医学习和研究中医,逐步实现中医现代化,实现中西医结合。在政策的导向下,中医妇科事业建设全面展开,并逐步走向完善。中医妇科从教育、医疗机构、专科建设到科研研究、学会建设及学术成果交流,到理论探索、临床诊治,各个方面均取得大量成果。

由此看出,一个学科的全面建设发展,离不开政府的支持与引导。

1.1.3.2 民间对中医妇科的态度

百姓对任何一种医学的认可程度均取决于其在临床实践中所能取得的实际疗效,中医妇科经过数千年的时间考验,因其疗效肯定、副作用小、价格低廉,在百姓的就医选择中占重要的地位。然而不管中医妇科还是中医其他学科,疾病的治疗效果很大程度上依赖于医生自身的临床水平,因此,民众要求中医师具有较高的执业技能。尤其是改革开放以后,随着生活水平的提高,人们不仅仅局限于有病治病,更多的是注重优质的生活质量,对医疗卫生健康的要求越发提高,在中医领域对名中医的呼声及需求不断高涨。女性占据整个社会一半的数量,是一个非常庞大的群体,妇科医疗水平的高低直接关系到她们的健康与生活。这些因素都从不同程度要求中医妇科必须不断进步,以适应社会的需求。

1.1.3.3 西医妇科对中医妇科影响以及两者之间的优劣比较

近百年中医妇科乃至整个中医学界，受影响最大的即为西方医学的不断渗入、影响。从最初的西方医学传入，中医界的进步人士开始探索中西医汇通，到团结中西医，西医学习中医、中医学习西医，到中西医结合，中国的医药界出现中医、西医、中西医结合并存的独特局面。西方医学理论及检测治疗手段对中医妇科的发展产生了巨大的影响。中医妇科专家结合西医学的解剖知识与中医妇科理论，对女性的生理、病理进行更为深入透彻的研究探讨。例如通过将西医"下丘脑—垂体—卵巢—子宫"环路与中医"肾气—天癸—冲任—胞宫"生殖轴理论的对应，解释了月经的产生，提出了全新的月经理论。通过借助西医学的检测手段，对许多妇科疑难病症的病因病机掌握的更为深入、透彻，如输卵管阻塞造成的不孕症，通过治疗疏通阻塞的输卵管，而达到自然怀孕的目的。对由于子宫肌瘤、子宫内膜异位症导致的崩漏，则通过治疗子宫肌瘤以及子宫内膜异位症，而使其自然痊愈。这正是切合中医的治病求本思想，掌握正确的病因，进行辨证施治。中医妇科从传统的辨证论治逐步发展成为辨证论治与辨病论治相结合模式。妇科疾病谱也逐渐发生变化，如宫外孕、子宫内膜异位症、子宫肌瘤、卵巢囊肿、宫颈癌等诸多疾病名称被引入，与传统中医妇科病症理论相结合治疗，并使之成为中医妇科的优势病种。

综上所述，西医妇科学有完整的疾病诊断标准以及规范的治疗方案，依赖先进的仪器设备检测以及通过化学药品及手术等手段治疗，具备直接、快捷、标准、普适性等特点，患者可以通过一系列的指标变化了解疾病的预后情况。

但在其诊疗过程中必然受现有科技水平以及检测指标的制约，同时化学药品治疗作用单一、给使用者带来诸多副作用，并日渐被患者所重视。另一方面西医更多凭借数据作为诊断标准，而忽视病人的自身感受。中医妇科学经过这百年的发展，现今的中医妇科医师在基本掌握了西医妇科的诊疗标准规范的同时强调运用中医药手段，兼顾个体、环境差异，坚持辨证施治。同时，中药学的发展带来大量中成药的研制、应用。尽管如此，中医妇科在临床治疗上仍具有效果不确定性，疗效的优劣更大程度的取决于医生水平的高低等问题。

不可否认，中西医妇科学各有利弊。随着中西医的不断发展以及两者间更为深入以及长时间的交流，中西医结合是必然的趋势，在医学各个领域中都将占据越来越重要的地位，中医妇科学的发展离不开西医妇科学的支撑，西医妇科学亦可借鉴中医妇科学的独特理论观点、思路方法和有特色的诊疗用药经验。

只有将两者完美的运用，才能更好地进行临床实践，为保障我国女性的生理健康

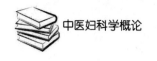

做出更多的贡献。

1.1.3.4 中医妇科的自我发展目标

通过对近百年中医妇科发展历史的梳理,可以看到中医妇科所取得的可喜成就以及在国家医疗卫生事业中起到的巨大作用。中医妇科,作为运用中医理论研究防治女性特有疾病的一门临床学科,其最主要目的就是维护女性身心健康,它的一切发展策略都应基于此原则。中医妇科的发展必须立足临床,同时不能忽视中医基本理论,需要学习应用西医理论方法,但也应注意避免过度西化,只有重视继承传统,兼顾发展,才能实现自身的稳定、全面发展。

1.2 近代中医妇科的发展

1.2.1 概述

1.2.1.1 社会文化历史背景

近代中国,沦为半殖民地半封建社会以后,民族危机逐渐加深,阶级矛盾不断激化,社会整体环境的急剧变化。新文化运动带来了思想解放的高潮,随着西方自然科学知识的传播,西方文化的大量涌入,猛烈地冲击着中国的封建思想以及传统知识体系,造成了几千年来前所未有的历史改变,马克思主义的传播,指引着新民主主义革命取得巨大的胜利。"旧学"与"新学""中学"与"西学"之争,贯穿在哲学、史学、文学、自然科学等各个领域,伴随着近代中国整个社会政治、经济、文化的急剧变化,中国的进步人士在不断的试图通过学习西方来改变中国的命运,至此,传统与外来文化相碰撞,抗争的火花充斥着整个中国大地。

1.2.1.2 中医妇产科梗概

中医学作为我国公共卫生事业的组成部分,其发展与国家的政治经济文化的发展紧密相关。近代中国的政局一直处于大变动之中,中医药学的发展亦受到了很大的阻碍。西方医学随着这股时代大潮一起涌入中国,打破中医药一统天下的传统局面,出现了中医和西医两个医学体系并存的新格局。中医妇科身处其中,首当其冲的是中医产科,西式产科医院以及教会医院的建立,政府对新式接生法的支持,尤其是南京国民政府,制订相关法规,培养助产士等,解放区也在条件允许的情况下,积极开展新式接生法的推广,传统中医产科的巨大局限性使得面对西医产科的冲击时缺乏竞争力,以致逐渐地被完全替代。

1.2.2 中医妇科学科发展

1.2.2.1 学校教育

民国时期传统中医的师带徒模式和父传子模式受到西方学校教育的影响,教育模式发生迅速转变,学校教育开始逐渐替代师承、家传教育。其中妇科学教育及妇科医生的培养,主要依赖民办中医学校以及中医函授教育,一些家传中医也进入民办中医学校学习,如上海蔡氏妇科第七代传人蔡小荪、朱氏妇科第三代传人朱南孙等均进入新中国医学院学习。同时通过编写教材,不断改进,以适应完善规范的学校教育。开展考试、考询制度,不仅对学习中医的学生进行考核,同时也对在职的中医师进行考核,以保证中医师具备足够的行医能力。学校教育的发展在培养中医人才方面起重要作用。

(1)学科设置

民国时期,中医药学传承绵延几千年的师带徒模式和父传子模式受到西方学校教育的影响,教育模式发生迅速转变,学校教育开始逐渐替代师承及家传教育。尽管至1949年前,中医教育始终未列入国家教育系统,然而近代中医界仍为此做了大量的抗争,建立大量的民办中医教育机构。中医妇科作为中医的临床重要部分,在院校教育的学科设立中作为必设学科,多数安排在中医基础理论及经典著作的学习之后,要求学员具有一定的中医基础知识。

通过收集各地民国时期的民办中医学校及中医函授教育展开情况资料,对中医妇科学的学科设置举例如下:

① 上海地区:

1915年由丁甘仁筹建的私立上海中医学院(上海中医专门学校)是一所全日制学校,学制订为预科二年、本科三年。预科主要学习"医学上之普通知识(中医基础知识),以宏造就",而本科主要学习"医学上之专门知识(临床各科),以期大成"。"妇科归于本科学习,每周的课时为36课时,每学期总计为720学时"。1925年,丁甘仁与夏应堂合作创办了上海女子中医专门学校,学制与中医专门学校相同,课程包括妇科学、产科学等,因为是以女子为招生对象,所以尤其注重妇产科和幼科的讲授。虽因经济、管理等诸多因素,女校在1927年与中医专门学校合并,仍然获得当时社会的高度评价,被认为是"上海中医界的奇突之进展,足以慰吾人之渴望"。学生毕业则需上交毕业论文,经由教师评定分数后,才能领到毕业证书。自《上海中医专门学校学生

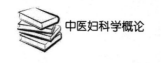

成绩录》《中医杂志》《上海中医学院院刊》可见部分毕业论文题目,其中对妇科的考察有"妇科最注重者何门,所用方药以何种为适宜"。

1925 年 3 月,由秦伯未、王一仁创办的三益学社,函授中医和中国文学。其中,中医分基础、内科、外科、妇科等六系,每系学制为一年。

1926 年创办的神州中医大学,其学制为预科两年、本科两年。本科课程为中医临床各科,包括妇科学在内共计 9 科。后于 1927 年改名锦和医科大学,设预科课程、正科课程,妇科学归属正科课程。

1927 年,王一仁、秦伯未、许半龙、严苍山、章次公等人筹建的中国医学院,学制 4 年,开设课程包括妇科、产科,其中产科为西医内容。在 1932 年的课程调整后,妇科与产科合并为妇产科,学习时间则安排在三年级。毕业则需参加会考,笔试,时间为 3 小时。

1936 年创建的上海新中国医学院,开设课程涵盖中西医,妇科(含产科学)归为临床课,妇科任课教师包括章巨膺、金少陵、茹十眉、祝怀萱。同时创办的新中国医学院研究院,内设医院化验室,分内、外、妇、儿四科,其中由朱小南担任妇科主任。研究院作为新中国医学院学生的临床实习基地使用,学生需按科修业,修业期不定,但须经过四次考试及格并完成毕业论文,方能毕业。

自 1946 年南京政府教育部勒令关闭上海中医学院、新中国医学院及中国医学院 3 所高等中医学院后,1947 年 2 月 6 日开课的上海市中医师进修班,成为唯一培养中医人才的机构,进修班的学程为 6 个月,一共 3 期,主要课程包括中医内科、外科、妇科、儿科等。

②浙江地区:

1917 年,在浙江省药业公司支持下,浙江中医专门学校创办于杭州。学制 5 年,分预科和本科,妇科学归本科课程。

1919 年,张山雷创办兰溪中医专门学校。学制 5 年,分预科 2 年正科 3 年。

③北京地区:

北平国医学校,1929 年创办,以多层次办学为特点,分研究班、医科班、预科班,由姚季英担任妇科教师。

④江苏地区:

民国十年(1921 年)江苏无锡中医讲习所创办,讲习所分面授及函授两部,学习以经典著作为主要内容,并分内、外、妇、儿等学科,学制一年。分两学期,每天下午 6 点至 9 点为学习时间,学习期满,经考试及格者,由讲习所发给毕业证书,并呈报政府备案。

1926 年,苏州女科医社由王慎轩先生创办,为民国时期唯一一所女科医社。该社分实习函授两部,历时 7 载,毕业学生 4 届约 700 人。女科课程有胎产病理学、女科治疗学、产科治疗学、女科诊断学、女科医论、女科医案指南等。至 1933 年,苏州女科医社改为苏州国医学社,1934 年改为苏州国医学校。

⑤ 山西地区:

1919 年,"山西川至医学专科学校"的前身——山西医学传习所创办,由杨兆泰任所长。该所先后招收六期 13 个班,前二期 7 个班,学制一年半;后三期 6 个班,学制 2 年。课程都是中西兼授,妇科归入中医课程,产科则纳入西医课程。

⑥ 广东地区:

1924 年广东中医药专门学校,学制为 5 年,在课程设置上,第三学年学习妇科学,其课程纲要为第一章调经(附崩漏)、第二章妊娠、第三章产后、第四章杂病。

(2)教材讲义

随着中医院校教育的不断探寻发展,教育的重点组成部分——教材,亦根据教学实践经验的需要,学校和教师在教学过程中发现的实际问题,不断进行讨论、调整、补充和完善,逐步使之能符合系统、规范的近代中医教育要求。经历了全国性的教材编辑会议讨论及参考中央国医馆公布关于《中央国医馆整理国医药学术标准大纲草案》,多数中医院校亦尽力编写一套相对统一和固定的成套教材。

民国早期,中医学校的教材尤其是本科讲义多选用明清医家的著作,如浙江兰溪中医专门学校采用的妇科学读本即张山雷结合自身见解笺疏的《沈氏女科辑要笺正》。浙江中医专门学校的妇科学讲义《妇科讲义》则主要摘录历代医家的论治观点同时引用一些西医妇科学知识加以补充,并进行总结分析。

其后 1928 年、1929 年的两次全国中医学校教材编辑会议使教材问题得到一定程度的改善,各个中医院校亦开始着手整理教材编写。尤其是第二次全国中医学校教材编辑会议,对中医药学校的标准、学制年限、学习科目、学科内容、学时分配和比例、教材体例等问题取得了比较一致的意见。会议讨论通过了五年全日制中医专门学校应开设的各门课程及教学时数,其中妇科占 120 小时。审定五年全日制中医学校各年度的教学安排,妇科安排在第 4 学年,产科安排在第 5 学年。如上海中医专门学校在 1927 年以前的妇科用书包括《傅青主女科》《竹林女科》《济阴纲目》等。经过两次全国中医学校教材编辑会议,促进学校的教育改革,学校在 1931 年下半年对教材进行了改进。改进后的《妇科学》由黄文东、沈仲理编。

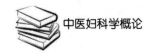

1933 年,在中央国医馆公布的《中央国医馆整理国医药学术标准大纲草案》中,首次采用近代科学方式,将中医学科分为基础学科和应用学科两大类,妇科学(产科学附)分属应用医学学科。《草案》同时还提出,妇科除总论中应注意妇女之特异生理,及其一般的诊断治疗外,各论遵循旧例,分经期、胎前、产后三大类,每个疾病则按原因、症状、诊断、治疗、方药等方面来论述。这是对中医妇科学的教学内容首次清晰的规定,之后编撰的各类妇科学教材内容也多为遵循此方案。

在此之后建校的上海新中国医学院,其教材结合此前的经验,在引入大量古籍、历代文献的同时,将最新发表于期刊的研究成果引入书中,体现出时代的先进性及作者个人的学术见解,代表了这一学科,自成体系。其中妇科学教材为《妇科方剂学》《妇科临证讲义》,均由祝怀萱编撰。

民国时期,还可见到部分教材由各学校自行编撰,以连载的形式刊登在医学期刊上。如秦伯未在《中医世界》中连载《妇科学讲义》《妇科讲座》,时逸人主编《中国妇科病学》,王慎轩主编《女科讲义》,从侧面反映了这一特定历史时期中医界对于近代中医教育的初步探索,具有标志性意义。

教材是学校教学的核心基础,这些教材对研究民国时期的妇科学理论教育以及妇科医生的学术培养情况提供了一定史实依据。尽管在教材的编写上多遵循《中央国医馆整理国医药学术标准大纲草案》的方案,但由于编写者多为妇科学著名专家,在教材的编写过程中多结合自身多年的研究心得和临床经验,运用于教学。通过对这一时期妇科学教材的整理,可以看出西学东渐背景下,中医妇科学与西医解剖学、生理学、病理学、妇产科学等学科相互交融、相互冲撞。既体现了中医界对妇科学教育的教学内容和教学方法的积极探索,又展现了编者各自独特的学术观点、学术特点,从侧面展示了当时中医教育的变革历程。

(3)考试

考试是选拔人才的方法,医学是实践科学,关系人民健康,因此对医生的要求尤为重要。通过对中医从业人员的考试,检验了大批中医从业者的水平,激励中医爱好者努力学习,积极实践,对中医药的发展有着重要作用。民国时期就有对中医师的考试制度。

北京地区在民国时期举行了多次考试和考询,"考试"主要考察中医师是否可授予行医资格,类似现今的执业医师资格考试,"考询"则主要考察当时京城行医的中医师的职业水平。考试合格者由卫生局颁发证书。以下简要介绍几次中医考试及考询情况。

① 考试及其中有关妇科学内容:

据《修正北平市政府卫生局中医考试暂行规则》,中医考试每年4月及11月各举行一次,考试形式为笔试和口试、实习三种,笔试合格后方可参加口试,口试合格后再送医院实习。考试科目包括:内难、伤寒、温病、疫症、女科、外科、儿科、眼科、喉科、本草、古方概要共11门。各科平均分数以满60分为合格。考试审察委员会委员均由京城有名望的名医担任,笔试试题由委员统一出题,口试试题则由委员现场出题。

1935年的中医考试,医士的考试科目分内难、伤寒、疫症(附温病)、女科、儿科、本草(附古方概要)6门。担任本届考试的委员分别是萧龙友、孔伯华、汪逢春、方行维、徐右丞5人。

1936年11月的中医考试,其中在内科试卷中的妇科笔试题目为"妇人有脏燥之证,试举其病状及治法"。内科口试题目中出现的妇科试题为"妇女热入血室,有刺期门穴以助药力者,期门穴究原属何经;何为经逆?何为玉阴"。由孔伯华、范更生、汪逢春、杨叔澄、陈钟义担任内、外、眼、喉科考试委员,阅试卷。

② 考询及其中有关妇科学内容:

据《北京市中医考询暂行规则》,中医考询科目包括病理学、药理学、方剂学、诊断学、内科学、外科学、儿科学、妇科学、喉科学、眼科学、花柳病学、伤科学、按摩科学、针灸科学共14门,参考人员根据自身所学科目选考其中一门或数门。各科平均分数以满60分为合格。

1938年11月,北京特别市公署卫生局举办的中医考询,妇科考试归于内科,其笔试题目为"产后中风发热面正赤喘而头痛,应用何法主治,试详言之"。

1940年5月28日,第四届中医考询,内科笔试题第4题为妇科:男女异脉说。口试题为:妇人崩漏。妇人带下病聚病因何在?此次考询笔试口试成绩均及格者一共79人,其中内科一共57人,合格人员中有近代妇科名医姚五达,选考妇科的人数未列明。

1.2.2.2 出版物

民国时期,除了运用于教学的讲义外,还有大量的出版物刊出,其中包括期刊和著作。这些出版物的出版加强了妇科学知识的传播以及学界的相互交流,促进了学术的传承与进步。

(1)期刊

民国时期,为了交流学术经验、谋求中医行业的生存发展,同时吸取西方医药的有益成分,普及医药知识,中医界人士进行了前所未有的探索,中医药期刊如雨后春笋般

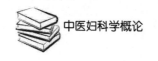

生发在中国大地上。据统计,民国时期的中医药期刊共有100余种,仅《中国近代中医药期刊汇编》就整理收录了49种民国期刊,还有一些未收录其中。虽然在众多的期刊中并无妇科专科的杂志,但关于妇科学的内容基本可见于每种期刊的不同栏目中,包括专论、学说、专著、医案医话等栏目。

内容涵盖中医妇科教材、生理病理知识、各种常见病症及疑难杂症、保健常识、名家医案、消息等,十分广泛。许多著名的妇科学专家都在各大期刊中发表自身的专论、学术观点以及医案等文章,如时逸人在《卫生报》1929年第1卷第76期开始连载"妇科产后病症之研究";王慎轩在《苏州国医杂志》1935年第7期的特刊上发表了"女科讲义(摘录)",在《国医杂志》1934年第1期开始连载"王氏女科医案";陈郁在《中国医药月刊》(重庆)1944年第1期开始连载专著"现代中医妇科学";陆柏青在《广济医刊》第1卷第12号发表"女科从新序",在第2卷第2号发表"女科从新论"等。这些文章不仅可以促使中医妇科医生相互交流学术思想和临床经验,同时也向大众推广了妇科保健知识。

(2)著作

根据《全国中医图书联合目录》,民国时期的中医妇科书籍大致分以下:

① 经典中医妇科学专著的再版:

各大书局如江东书局、大成书局、上海锦章书局、铸记书局、上海广益书局等对宋、明、清时期的中医妇科学经典专著重刊。这些经典著作包括宋·陈自明撰《妇人大全良方》、宋·薛古愚撰《女科万金方》、明·薛己所撰《女科撮要》、明·万全所撰《万氏女科》《万氏妇科达生合编》、明·王肯堂撰《女科证治准绳》、明·武之望撰《济阴纲目》、清·萧壎撰《女科经纶》、清·傅山撰《傅青主女科》、清·叶桂撰《叶氏女科证治》、清·沈尧封撰《沈氏女科辑要》、清·沈金鳌撰《妇科玉尺》、清·竹林寺僧撰妇科丛书、清·陈念祖所撰《女科要旨》、清·孟蓻所编《仁寿镜》、清·陈莲舫所编《女科秘诀大全》。

② 医家学术见解和经验总结:

医家学术见解和经验总结方面的著作有:包岩《妇科一百十七症发明》、顾鸣盛《中西合纂妇科大全》、严鸿志《女科精华》《女科证治约旨》《女科医案选粹》、王慎轩《胎产病理学》、王建章《妇科验方》、王慎轩《女科医学实验录》《胎产病理学》,彭逊之《竹泉生女科集要》、杨志一《妇科经验良方》、戴武承《女科指南集》,傅辟友《乳病自疗法》、顾膺陀《妇科集》,郑厚甫《女科秘诀》、祝怀萱《妇女病经历谈》、张锡纯《医学衷中参西录》、朱振声《血崩自疗法》《白带白疗法》等。

1.2.3　中医妇科理论与临床进步

中医妇科作为一门临床学科,其最重要、最核心的即为对妇科疾病的治疗。随着近代疾病谱的变化,中医妇科在与西医学的不断汇通过程中,临证医疗经验愈加丰富,对妇科月经病的认识不断深化,对胎前产后疾病的治疗亦有新的经验积累。

1.2.3.1　妇科学理论研究进展

尽管深受西方医学的冲击,整个中医界呈现出学术自由、百花争鸣的格局。诸中医妇科专家就"天癸理论"、病因病机、诊断及治疗原则等方面提出各自独特的学术观点。

（1）天癸理论

彭逊之在《竹泉生女科集要》一书中对人体天癸的认识方面有进一步的发挥。书中"天癸确论"一篇中重点提出人身的一水二火,即肾水、君火、相火的相交,是人体性功能和生殖机能的根本。水交于君火,入心而成血以灌溉百骸;交于命火,入肾而成精,精又是水之源,命火之根。因此,水火的相交是人体养生之本,一水分交于二火,二火合交于一水。人之初,或君火动而相火静,或相火动而君火静,唯发育至一定年龄,心理机能与生理机能俱成熟,"君相二火相会,入于胞宫,二火交于一水,于是始成为天癸",故有性欲和施受生殖的能力。

（2）病因病机

包岩以经脉循行原理论述由缠足造成中国的妇女易得妇科疾病。认为:"夫至阴通谷之脉,太阳之脉也,而缠足妇人勒其二脉,使与涌泉对,则太阳之气不行矣;申脉仆参之穴,阳之本也,而缠足妇人须紧束此二穴,使足骨渐断,谓之束笋,于是乎有腰痛之病……推之阳明根起厉兑,少阴根起于涌泉,太阴根起于隐白,少阳根起于窍阴,而缠足妇人无不伤之。"

杨志一提出"大惊恐惧"致闭经不行。认为:"全体之内皆有神经纤维以交感联络,而生殖腺与脑部尤有特别之关系。""当惊恐之时,神经受剧烈之刺激,于是平日之意志命令尽失其常度,而生殖系亦发生特别之变化,卵细胞无排卵之可能,子宫壁之充血亦停顿而不下,于是经闭不行矣。"

医家陈稚泉重视因根据不同性格、体型给予不同方式治疗妇科疾病。在他所著的《妇科心得》调经门"不及期而经先期"项下,将该证按"赋性温和""性急躁多怒多妒"等不同心理类型,"彤瘦""形胖"等不同体格类型予以不同治疗。

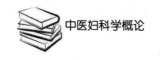

（3）诊断

严鸿志在《女科证治约旨》中强调问诊在妇科诊断中的重要性。突出问经带胎孕产后，提出一问口渴，二问二便，三问经带，四问胎孕，五问产后。按诊则主张按脐问动气以诊冲任脉等，充分体现了中医妇科特色。

朱南山总结妇科要诀："一问年月二问经，及笄详察婚与亲；三审寒热汗和便，四探胸腹要分明；头痛腰酸多带下，味嗅辨色更须清；五重孕育胎产门，崩漏注意肿瘤症；六淫七情括三因，八纲九候祖先问；本病杂症弄清楚，十全诊治方得准"。此妇科十问歌亦是朱氏妇科的基础。同时，重视"虚里"和腹部冲任的触按。

（4）治疗原则

姚五达，民国时期北平地区以治疗妇科疾病见长的名医之一。在妇科临床上提出三大治疗法则：

① 轻可投实法：

轻指药量轻、药质轻；投即治疗，实指疾病。此法系指用很小的药量治疗疾病，主要从以下两方面考虑：一是体弱久病者用药量宜轻小。二是取其药质轻，根据"轻清上浮，沉浊下降"引经的原理，病位在上者用药量小，病位在下者用药量大。

② 截流开源法：

截流，是指用大剂量的止血药以截住流失的血液，治其标；开源，是指调和冲任、养血归肝、补脾固肾，是治其本。标本兼治，使截流之血回归血海，充实冲任，使肝为之封藏、脾为之统摄、肾为之安固，从而病愈如常。

③ 扶正祛邪法：

姚五达遵循《黄帝内经》"适事为故"的理论，临证首辨虚实，寓养血于通经之中。认为：妇女以养血和血为贵，根据病人虚实的情况不同，在此大法之下，又分为"清扶之剂""清化之剂""清和之剂"以及"清渗之剂"等。"清"乃祛邪扶正之意。"清扶"多用于肝肾不足之虚证为主的病人；"清化"多用于湿盛于内偏实证者；"清和"多用于脾胃失和者，取平和、和中之意；"清渗"多用于利水之时。

（5）中西医理论汇通

① 西医学说的引介：

偏于以生理学、病理学、诊断学、药物学方面的知识与妇科理论的结合解释经、带、胎、产的理论及通俗的妇女卫生保健常识。

《通俗妇科学》一书既有中医名词，又有译自西洋医学的名词。

顾鸣盛在编撰《中西合纂妇科大全》时荟萃一百余种中西古今医籍，"以中为经，

18

以西为纬。中说之非者去之,西说之是者采之"。中医西医互为参考,互相启发。《中西合纂妇科大全》一书分 7 卷,分调经、杂症、胎前、产后四门,子目 170 余节。每节详论病源,分列"中医学说""西医学说",二者比勘并观,颇能互相启发,处方也中西并列,全书所收外国处方共 419 方,不少是中药经西法研制而成。

严鸿志在《女科精华》中收集古今中外妇科医学论点,包括唐容川关于阴阳水火气血论及男女异同论、英国医生合信氏的《全体新论》、美国医生妥玛氏《妇科精蕴》中有关女性生殖系统的论述等。

张锡纯则善于借鉴西医医理和中医结合,如用西人铁锈鸡钠丸(内含金鸡钠霜)治疗妇女月经不调、身体羸弱、咳喘寒热;用日本的中将汤调妇女经脉,疗效甚好。

周蔚芬,1936 年在《医药学》期刊上刊登"产科零拾",从乳腺分泌、无痛分娩、妊娠小便化验诊断、哺乳、孕吐等方面,介绍新观点和新治疗方法。

陈郁,1944 年在《中国医药月刊》上连载"现代中医妇科学",从生理病理、诊断及病症方面,以西方医学的内分泌、黄体滤泡等理论解释,结合中医妇科学的治疗方式。

② 新式妇科诊断与治疗方法:

妊娠诊断方法 Aschheim Zondek 氏试验,即用孕妇之尿注射至未成年的雌鼠,观察雌鼠卵巢的变化。异位妊娠、水泡状胎块、绒毛膜上皮癌这三种情况也会导致阳性反应。经子宫颈癌注射气体与子宫内,以测定输卵管是否通畅。子宫输卵管检影法,需用油碘注射子宫内,其通过输卵管可用肉眼看出。

严襄平在"试述月经之生理"一文就月经的生理提出:月经为"女子自发育期至老年期之子宫自然排泄物也。以其排泄物为血液及粘液混合而成,而又大抵一月排泄一次"。所谓天癸,为内分泌,任脉为自主神经,冲脉为大动脉及大静脉。女子至十四五岁时,青春腺始告成熟,而产生能化生卵子之分泌物,即所谓女子二七而天癸至也。且此内分泌之作用,有使身体起显著变化之功能,其分布于盆腔内之自主神经,对于生殖器之各部,于以起自然之作用,而司造卵之工作,即所谓任脉通也。此自主神经又能主宰大动脉管行血之作用,使其血液下注卵巢及子宫,以供卵子之营养。即所谓太冲脉盛也。

1.2.3.2 妇科常见病证临床研究

民国时期的中医妇科在临床上侧重临床诊疗内容,较多的是医家对自身经验的总结,见于各类著作以及期刊中有关妇科病的专论、医案、医集、学说等。

医家详细记述治疗过程中的辨证论治,通过介绍西医解剖、生理、病理等科学知识,并与传统中医理论及治疗方法相结合,同时纠正以往一些错误的观念,并针对有争

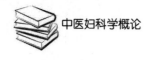

议的治验进行讨论。

同时,妇科中成药开始出现售卖。多种治疗妇科病的丸散广告,出现在各大中医药期刊上。如《中医杂志》多期刊载"补肾添丁丸"由金山寺西楼创制,并注明经南海官审,治疗妇科白带。"开族妇科丸",用以调经、种子,"产后五宝散",用以治疗产后重病,此二药均由广州市光孝街顺隆堂代理。

(1)月经病

① 月经不调:

张山雷存《沈氏女科辑要笺正》中对芳香调经理论作了简明透彻的诠释,在卷上第一节"月事不调"下,王孟英按曰:"气为血帅,故调经必先理气,然理气不可徒以香燥也。盖郁怒为情志之火,频服香燥则营阴愈耗矣"。张山雷则认为理气方不能完全摈弃芳香药,"如高鼓峰之滋水清肝饮,魏柳洲之一贯煎,皆为阴虚有火而设,滋养肝肾,培植真阴,亦当少参加气药,并辔而驰,始有捷效。否则滋腻适以增壅,利未见而害已随之。惟不可专以香燥为兔园册子(兔园册子指读书不多的人当作秘本的肤浅书籍)耳"。体现对妇科病机证治认识的逐步深化。

袁鹤侪(1879—1958),民国时期临床大家,他论治闭经尤为详尽。认为:经闭"究其源,有因脾虚者,有因胃火者,有因痰饮者,有因劳伤心血者,有因怒伤肝而血滞者,有因。肾阴不足而虚羸者,有先病而后致经不行者,亦有经不调而后生诸病者,临证当审其脉证,寻根求源而治其本"。治疗上提出了三个根本原则:

首先是通经之要,在于开源:血为女子之本,冲为血海,任系胞胎,妇人的经、带、胎、产的整个过程,主要依赖于冲任二脉正常,而冲任之盛衰,又依赖于肝、脾、肾三脏。抓住肝、脾、肾三脏,使气血冲和,升降得宜,通即寓于其中,即所谓开其源也。

其次,通经之基,要固脾胃:脾为后天之本,生化之源,为气机升降之枢纽。经闭患者,无论虚实,伤及脾胃者居多,故固护脾胃,养其生化之源,为通经之基础。

最后通经之要,妙在变通:同是经闭,其证各有不同,故临证施治宜随证变通,方能药到病除。气郁血滞者,虽有血病,亦先调气,气不调则血不行,法当开郁气、行滞血。其治在肝、脾,先调其气,次治瘀血,以无损脾胃为要。脾肾久虚,形体羸弱者,宜先治其虚,养其正,病去则经自调,法益培中土而补肾脾,以复正气为要。寒湿凝滞者,法当行气导痰,俟气通湿去,而经水自调。刘奉五将月经失调归类,分漏经类月经失调及闭经类月经失调。

将月经先期、频至、量多、崩漏者归为漏经类月经失调,多为偏热者,症见心烦、急躁、五心烦热、口干、月经色紫有血块,治疗以清经汤为主。若气郁明显,加柴胡、荆芥穗;挟瘀者用生化汤;气虚所致者症见心悸、气短、乏力、纳呆、舌淡、经色淡红,治以四君子汤为主,气虚崩漏者可用归脾汤。将月经错后、稀薄、量少、闭经者归为闭经类月经失调,以偏寒者居多,症见小腹发凉、四肢不温、行经腹痛,以温经汤为主治之。

②崩漏:

崩漏是妇女不在经期,阴道出现不规则的出血,即非经期出血。一般来势急、出血量多者谓之崩;来势缓、出血量少、淋漓不断称之漏。

严鸿志《女科证治约旨》指出崩漏皆属危重症,"崩中者势急症危,漏下者势缓症重,其实皆属危重之候也"。并详列崩漏诸条,概括了崩漏的病机、证候、治法及方药,纲目清晰。崩中九条:一因郁怒伤肝,木火横逆、土无堤防,成暴注之候,治宜八味逍遥散加香附、青皮。二因热伤阴络,脾失统制、经血妄行,遂成沛然之候,治宜补中益气汤合十灰散。三因气血劳伤,冲任脉虚、脐腹疼痛,成五色杂下之候,治宜伏龙肝散,药用伏龙肝、赤石脂、川芎、熟地、艾叶、麦冬、当归、干姜、肉桂、甘草。四因冲任虚寒,脐腹冷痛、汗出如雨、经血色淡而成不能固摄之候,治宜鹿茸丸。五因心脾血虚,心无所养、疼痛彻背,而成杀血心痛之候,治宜十全大补汤去肉桂加丹皮。六因气虚下陷,血随气注、经脉错乱,而成暴注下迫之候,治宜补中养胃汤。七因血热妄行,气不纳摄、猝然昏晕、肌冷肢厥,而成暴崩莫御之候,治宜五灵脂散合童便。八因瘀血积久,营卫失调、腹胁胀痛,而成忽然暴下之候,治宜琥珀散。九因跌扑震动血络,经脉不固遂成暴崩,治宜逐瘀止血汤。漏下六条:一为崩中之后,经脉空虚,气陷不升,血不循经所致,宜固阴煎加当归、升麻炭主之。二为脾虚、冲任失职,致月经断续不止,宜固元煎主之。三为瘀血郁积致漏下,宜桃仁承气汤主之。四为气血虚衰,致四肢乏力、经色淡红、点滴而尽,宜举元益血丹主之。五为痰郁胸中、经脉壅遏,成漏下,宜加味六神汤主之。七为冷积胞中,经脉凝塞,流通不畅,致腹痛经漏,宜红花散主之。

张山雷《沈氏女科辑要笺正》中的治崩心得强调:某些医者没有认识到崩漏不绝多由于阴不涵阳所致,而使用大封大固、摄纳填滋之剂,结果造成错误诊治。"心中有'当归补血、归其所归'之空泛话头,深印脑海,信手涂鸦,无往不误。"

陈筱宝(1872—1937)治疗崩漏,遵塞流、澄源、复旧三法,灵活运用,以陈素庵《妇科医要》手抄本中所载的黑蒲黄散为主方,随症加减化裁,随宜施用。强调复旧不一定在崩止之后,凡色脉见虚像,即可配合补剂治疗。

③闭经:

冉雪峰(1877—1962)运用大黄蛰虫丸化裁治疗室女经闭,认为经闭属干血痨,苔死血不去,好血不能营周,干血不除,新血不能濡养,而大黄蛰虫丸多攻破逐瘀之品,自

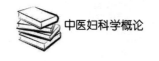

注缓中补虚,主虚痨百不足。

(2)带下病

带下病是指带下量、色、质、气味发生异常,或者伴有其他症状的一类疾病。

《沈氏女科辑要笺正·带下》:"此证有湿热胶结,清浊混淆而淫溢者;有相火亢盛,疏泄太过而渗漏者。又有肝肾阴虚,不能固摄之证","肾家阴虚,相火鼓动而为遗浊崩带之病,本是最多"。概括了带下的病因总不外湿热、相火、阴虚不守三类,补充了带下由阴虚而致之病机,并指出带下病机有虚实之分,以肾阴虚最常见。

唐吉父《橘庐女科》中介绍白带的生理、病理和疗法。唐氏认为白带推究其源与月经相关,为月经时子宫充血导致内膜分泌增加,因此在经前期经后期较平时多,或淋漓不断,甚至如月经来潮。其病因主要有子宫输卵管患病、性交过度,或性欲冲动却所思不遂、局部不清洁等,可以造成女子不孕。

治疗需以寒热虚实、温凉补泻为八大纲,寒者宜温,八味地黄丸加减;热者宜凉,八正散加减;虚者宜补,补中益气丸加减;实者宜泻,龙胆泻肝汤加减。

张泽霖概括带下病的病因,主要为脾虚湿侵,肝气郁热,及淫火梅毒。治疗分初中末三期,用药以补泻温凉四法。如脾虚湿盛初期用崇土燥湿法,用药以苍术、茯苓、泽泻类。病至中期,则以健脾温化法,用药以茯苓、白术、黄芪、甘草、山药、芡实类。若缠绵日久,淋漓不断,当用温补固涩,兼佐风药,取风能胜湿,舞动脾阳之意。宜理中汤、八珍汤、玉屏风散加澄茄、芡实、白果、五味子等。

(3)验胎法

余泽春所撰《达生保赤编》中提出探孕法,"妇人无故,经候二三月不行,以川芎、当归各二钱为末,浓煎艾汤,空心调服,过时觉腹内微动者,孕也"。

杨志一在《妇科经验良方》中就胎儿性别鉴别问题,提出一种科学药物诊断法,"于受胎二月后,用两个玻璃瓶,各盛少许胎母之尿,一则用散克新(西药)投入尿中,若现紫红色,便是男胎,如不现紫红色,另用派拉散克新(西药)投入另一盛尿瓶中,若尿现紫红色者,便是女胎"。这种药物鉴别法,具有不损伤母体、操作简便的优点。

程门雪所撰《妇科学讲义》强调:验胎之法,当以经言身有病而无邪脉一语为最佳。月事不行,当见涩滞之脉象,今不见涩滞而反见滑利,滑利则生机流动,故可知停经非病而为胎矣。同时程门雪指出"验腹分男女之法",需怀胎五月以后,以男胎背朝外而形如釜、女胎足朝外而形如箕作为鉴别要点。

(4)产后发热

在治疗妇科术后、产后因感染引起的高烧时,刘奉五根据毒热炽盛的特点,重用清热解毒、化瘀消肿,兼顾护阳扶正,不论感染的程度和病程的长短如何,都根据中医理论辨证论治,有表则解表,邪在少阳则枢转和解,热毒内蕴,外邪袭表则清里疏表,以此而创立了一套有效的经验方。

(5)妇科杂病

① 癥瘕:

王渭川提出瘕是坚硬成块,固定不移,痛有定处,病属血分;瘕是痞胀,按之时聚时散,病在气分;痞癖则应分三焦论治。痞癖如在上焦,病发于两肋之间,多属经络气滞;其疼痛发于中焦两侧者,从临床上观察多与脾肿大有关;其疼痛发于下焦者,近脐之左右,可疑卵巢炎肿或积液。治疗上,如诊断癥积,以化癥回生丹为主,如诊断瘕聚,以乌药散加减为主,如诊断痞癖,以膈下逐瘀汤为主。

王慎轩考虑妇女之癥瘕,多在少腹。小腹属厥阴肝经,妇女又易于忧愁郁闷,故肝气郁结是形成瘕瘕的一个重要因素。治疗上以理气解郁为治疗瘕瘕的基本大法,随症加减,或理气散寒,祛瘀消瘕;或清解郁热,活血化瘀;或理气化瘀,散进利湿;或疏肝运脾,化痰利湿;或温补气血,理气活血。

罗止园在《止园医话》一书中就癥瘕引起的血崩重症,西医名为子宫瘤,不仅列出病因、证候,还列出治法和治验病案。其原因:房事过多,遗传及病毒转移等,如淋毒。其证候:本病初起,多有月经不调,继有肉汁状赤白带下,中医以其颜色不一,故示区别,其说殊不足取。渐次入于初起,此时出血,点滴不绝,中医谓之经漏,多由于外来刺激(如交接)所致,出血放恶臭,疼痛,或便秘,或下利,呕吐,身体衰弱,此后子宫内部瘤已成,频频出血,颜色浅深不一,现癌性恶病质,患部起肿疡,病者往往自觉少腹内有肿形物,渐大,腰痛,背胀尤甚,若癌肿压迫尿道,则小便不通,全经过一年至一年半,卒然大出血。说明此症病理、病状,纯采用西医学说。

② 不孕症:

黄寿人(1905—1978)认为不孕症应分虚寒、虚热、瘀阻胞宫三型,其中以虚寒证多见,如子宫发育不良所致不孕,多属虚寒证,治疗上以暖宫补血为主。同时,可多食雄鸡、鲤鱼子,以暖胞宫、助孕,对虚寒不孕的治疗起辅助作用。张志远亦提出治疗肾虚宫寒型不孕,药食同治。可食用虾肉、蛎黄、海参、淡菜以益精滋肾,羊肉以温养扶赢,可常服当归生姜羊肉汤,此为通过食疗配合药物,培补精血,奏效最捷。

1.2.4 产科

在近代中国,本着富国强种的提出,女性成为颇受关注的群体,产妇感染、产褥热、

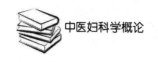

婴儿死亡率问题在民国以后受到较大的关注。由于健康母体孕育健康婴儿、健康婴儿代表未来强大种族的思想指导,母性保护作为一项国家与社会的事业被提了出来。分娩卫生成为号召国家、社会与妇女采取集体行动保持种族生命延续的一种动员策略以及政府卫生行政的重要纲领。西方教会医院的建设,妇婴保健机构普遍设立,政府对新式接生法的支持,尤其是南京国民政府,制定相关法规,培养助产士等,解放区也在条件允许的情况下,积极开展新式接生法的推广,旧式生产逐渐被替代。

在西式妇产科医院以前,中国妇女分娩都是老式接生。清末民初,旧产婆(又称助婆、稳婆、老娘等)接生婴儿时多沿袭落后旧法,不讲究卫生,接生时不剪指甲不洗手,断脐带时,用的不消毒的剪子,甚至随便用瓦碴、碗片等,用旧棉花一包了事,遇到难产时用秤钩拉等土法助产,产妇产后睡土炕或灰。

不科学、不卫生的接生方法,造成孕妇、婴儿的死亡率很高。产妇多死于产褥热、子痫及产后大出血;婴儿则主要死于破伤风。然而,由于民国时期的生活条件限制,多数家庭的孕妇无力承受医院的昂贵费用,以及出于对西式接生法以及西医器械的心理恐惧,旧式产婆接生在那个时期仍占多数,直至新中国成立之后,国家政策上的重点扶持,使的新式生产法全面推广,逐渐取代旧法生产。

民国时期的产科著作较少,冯绍蘧编纂重订《宋氏家传产科全书秘本》,全书共四卷,主要是对产后病治疗的经验总结,而在生产方面仍循旧法,并无明显的创新。其中冯氏认为虽然西式产医器械精良、助产术敏捷,但中医产科崇尚自然,顺应天地造化与人体天赋的本能。冯绍蘧提出当时西医产科在分娩之后,将产妇腹中恶露挤压殆尽,再涂以药水,绷带扎紧,不如中医产后使用生化汤以去瘀生新,同时通过恶血的排出还能避免贼风细菌侵袭。

1.3 现代中医妇科的发展

1.3.1 概述

1.3.1.1 社会文化历史背景

1949 年 10 月 1 日,中华人民共和国成立之后,中国社会进入了建设社会主义社会这一个全新的阶段。经过最初不到十年的恢复时期,中国社会进入了"大跃进""人民公社化""大炼钢铁"等一系列群众运动,1966 年爆发了为期十年的"文化大革命"

运动。中医药的发展与党和国家的政策紧密相关,在此时期许多医院关闭,城市医生下乡改造,受到压迫,但国家领导人对中医药一直采取支持政策。

中华人民共和国建立初期,以"团结中西医"作为我国卫生工作的指导方针之一,中医药的工作重点是中西医团结合作。1954 年,以毛泽东一系列指示为指针,各地大力组织西医离职学习中医,同时也派部分中医学习西医,形成中西医互相学习的局面。其目标是"把中医中药的知识和西医西药的知识结合起来,创造中国统一的新医学新药学"。从 1956 年开始,全国各地普遍开办西医离职学习中医班。1965 年,毛泽东发出"把医疗卫生工作的重点放到农村去"的号召,中医药在农村、基层充分发挥其简、便、廉、验的优势。

1966—1976 年期间,中医药事业尽管因为四大运动的开展,在政策上出现停滞,大批的中医药人士遭到迫害,但众多的中医从业者仍奋斗在临床第一线。"赤脚医生"和合作医疗制度的展开,使中医在农村的发展别有成效。中医药学在漫长的历史长河中历经千年而不衰,几经摧残而不折,显示了顽强的生命力。

1.3.1.2　中医妇科梗概

党和政府在这一时期的政策重心在于妇女保健工作。1949 年 9 月 29 日通过的《中华人民政治协商会议纲领》中规定:"推广卫生医药事业,并注意保护母亲、婴儿、儿童的健康。"确定了妇幼保健工作在国家中的地位。

1960 年 5 月 11 日至 19 日,中华医学会妇产科分会在庐山召开全国妇产科学术会议,集中交流了全国各地治疗子宫脱垂的经验并提出了《关于防治子宫脱垂的意见》。1961 年 3 月 17 日,教育部、卫生部、全国妇联、共青团中央联合发出《关于积极防治女学生、女教职工月经病的通知》,要求各地上半年在继续抓好水肿、肝病等防治的同时,将女学生、女教职工月经病的防治作为重点任务之一,力争在不长的时间内把大部分患者的病治好。1962 年 1 月 20 日,卫生部发布《关于进一步开展防治子宫脱垂的通知》。

20 世纪 70 年代初,随着大量医生下乡巡回医疗,兴起了大面积的妇女病普查普治,卫生部根据普查情况,提出了农村以防治子宫脱垂和尿瘘为重点,城市以防治宫颈癌为重点展开工作。

1.3.2　中医妇科事业发展

中医妇科学作为中医学中的一门重要课程,在初、中、高级院校以及中医进修学校等各级教育机构中均有设立,同时南京中医学院、成都中医学院、上海中医学院等多个

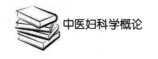

中医院校、研究所等编著出版 20 版中医妇科学教材。医疗机构也从个体行医的中医诊所逐渐转向国家建设的医疗机构,个体行医的妇科医生也进入区县医院、公社卫生所及后来的国家建设的中医医院的妇科工作。这一时期出版的书籍除教材以外,多为妇科经典著作的校注影印及临床治疗手册以及用药经验总结。

1.3.2.1 学校教育

1950 年 8 月,第一届全国卫生会议提出了医学教育实行高、中、初 3 级制。各地开始建立中医进修学校。1954 年卫生部召开第一届全国高等医学教育会议,确定了此后的发展重点为医学高等教育。1955 年,全国中医高等院校首先在南京、上海、北京、广州四地建成。1956 年开始,全国各级中医院校开始制订统一的教学计划和教学大纲,中医妇科学作为临床一级学科而设立。然而进入"文化大革命"时期,拆散了许多高等医学院校以及中等卫生学校,使我国医学教育受到严重的损伤。

随着中医妇科教育的发展,一批中医妇科教材得以编撰和出版。依据《新中国六十年中医图书总目》整理,1949—1976 年间,全国各中医进修学校、中医高等院校及中医研究所出版的妇科学类教材有以下:时逸人编著《中国妇科病学》,蒋玉伯编,湖北省中医进修学校编辑《妇科学讲义》,南京中医学院妇科教研组编著《简明中医妇科学》,江西省西医学院学习中医讲师团,南京中医学院妇科教研组《中医妇科纲要》,成都中医学院妇科教研组编《中医妇科学讲义》《中医妇科学中级讲义》,内蒙古自治区中医研究所编《中医妇科讲义》,成都中医学院主编《中医妇科学》,南京中医学院、成都中医学院主编《简明中医妇科学》,成都中医学院妇科教研组编《中医妇科简编》(第 2 版)、山东医学院中医系中医妇科学编写组编《中医妇科学》,上海中医学院编《妇产科学》(中医专用)、《中医妇科学》(第 2 版),湖北中医学院主编《妇产科学》,辽宁中医学院主编《妇产科学》,湖北中医院编《中医妇科》(赤脚医生和初学中医人员参考书)等。

由于时代的特殊性,这一时期编著的教材带有明显的政治、社会色彩。如 1971 年,陕西中医学院教育革命组编西医学习中医试用教材《妇、儿科讲义》(内部使用),在前言及正文中,均大量的引用毛主席语录或毛主席指导。在内容的编排上,仍然遵循着妇科"经、带、胎、产、杂病"的思路,相对于其他中医专业的教材来讲,内容较为简单。该书除分型论治外,每种病后附草药单方,为此书的特色,亦符合这一时期提倡的使用单方治疗、体现中医药的"简便廉验"特色。

1.3.2.2 医疗机构

这一时期,中医医疗机构以个体开业的中医诊所为主。以北京市为例,1950 年,到北京市公共卫生局登记的中医有 1282 人,其中外科、妇科、儿科占 20%。至 1955 年,北京市登记在册的 1800 余人。部分中医师同时也在药店坐堂。1955 年之后,由于国家卫生医疗机构的建立,大多数中医师参加工作,个体中医诊所日趋减少。

1951 年后开始出现联合诊所,公私合营运动开展之后至"文革"期间,联合诊所大多被改建为区县或街道医院,以及公社卫生所。此后陆续出现全民所有制或集体所有制的中医门诊部。如妇科名医哈荔田于 1951 年在天津率先创立中医联合诊所(坐落在现天津市河北区小树林);1954 年,哈荔田与陆观虎等人建立天津市中医门诊部。

此后,建立一批全民或集体所有制的中医院或中医联合门诊部,政府还创办了一批直属卫生部或省级的中医医院,如中国中医研究院附属广安门医院和西苑医院、上海中医学院附属曙光医院和龙华医院等,妇科作为临床科室,在这些医院中均有设置。中国中医研究院附属西苑医院,在建院初期,汇聚全国名老中医,形成以中医内、妇、儿科等见长的医疗特色。中医妇科在钱伯煊的带领下,针对妇科不孕症、女性性功能障碍、更年期综合征、子宫内膜异位症、月经病、阴道炎等病的治疗积累丰富经验,形成特色专科。广安门医院妇科开设于 1969 年。对崩漏、子宫肌瘤、月经不调、不孕症等采用中医、中西医结合治疗,特别在治疗宫颈重度糜烂方面有着丰富的经验。配制有本科独特制剂:妇科消瘤丸、清热调经冲剂、温经活血丸、消宫益母冲剂、龟翅栓等瞳引。

1.3.2.3 出版物

根据裴俭等主编的《新中国六十年中医图书总目(1949—2008)》总结:中医妇产科学在此 60 年间共出版包括中医妇产科、中西医结合妇产科书籍共 1151 版次,其中涉及 1949—1977 年间出版中医妇科书籍仅 80 种。

其中主要为三大类:校注影印经典中医妇科古籍、中医妇科学教材、临床治疗手册以及用药经验总结。妇科学教材上文已洋细论述,此处主要介绍另两类出版物。

校注影印经典中医妇科古籍:共 30 种,时间多集中在 1954—1963 年。如:《四明宋氏女科秘书》《竹林寺秘授女科》《女科秘方》《竹林女科》《女科秘方:浙江萧山竹林寺女科一百二十症》《古今图书集成医部全录·妇科》《中医各科精华·妇科学》《校注妇人良方》(二十四卷)、《女科·产后编》《傅青主女科》(四卷)、《女科经纶》(八卷)、《济阴纲目》《妇科玉尺》《妇科玉尺》(六卷)、《沈氏女科辑要笺正》(二卷)、《女科经纶》《女科经验》《沈氏女科辑要笺正》《证治准绳》(六卷)、《女科证治准绳》(五卷)、《女科要旨》(四卷)、《傅青主女科》《女科歌诀》《女科正宗》《女科要旨》《妇科心法要诀》(六卷)、《妇科心法要诀白话解》。此外尚有两本产科著作,均是古代产科著作的影印本,分别为 1955 年《经效产宝:三卷续编一卷》影印本和 1956 年《卫生家宝

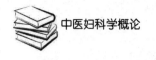

产科备要:八卷》影印本。

临床治疗及其用药经验总结:《治妇女病单方》,叶橘泉《近世妇科中药处方集》,彭静山《妇科病中药疗法》,罗元恺、邓铁涛《常见妇科病的中药疗法》,《妇科病中医治疗法》,韩玉辉《妇科挈要》,《针灸治疗乳少症疗效超过紫外线》,南京中医学院附属针灸实验医院《子宫下坠病的针灸疗法》,长治市妇幼保健院《妇产科中医药临床实验》,浙江省中医药研究所《萧山竹林寺妇科秘方考》,湖南省中医药研究所《中医妇科单方验方选》,山西省中医学校暨附属门诊部《中医妇科验案方集》,上海市卫生局、上海市中医学会《中医中药防治妇女疾病手册:子宫颈炎、子宫机能性出血、子宫脱垂、滴虫阴道炎、痛经、妊娠中毒症》,卓雨农《中医妇科治疗学》,陕西省卫生厅《陕西中医验方选编.妇、儿科部分》,蒲辅周《中医对几种妇女病的治疗法》,山西省卫生局中草药汇编小组《常见病验方选编·妇产科疾病及节育部分》《乳房病中医疗法》《中西医结合治疗常见妇科疾病》《刘奉五妇科经验》。

1.3.3 中医妇科诊法与临床发展

这一时期中医妇科理论并未太多突破性进展,仅有学者提出望人中沟形态来诊断子宫形态、位置和功能,体现了妇科望诊的进步。

1.3.3.1 望人中沟诊法

该时期出现了望人中沟诊法。20世纪60年代,袁怀珍通过观察1172例人中的形态,来诊断子宫形态、位置和功能,准确率达90%。袁氏提出,望人中沟,要结合妇女年龄、生长地区、病史、面庞体形等全面分析。秦学义运用统计学方法观察原发性不孕与人中沟形态的关系。通过将70例原发性不孕症与100例经产妇作对照观察,并经统计学处理,结果有非常显著性差异,说明原发性不孕与人中沟的形态有密切关系,子宫发育与人中沟的形态有密切关系,丰富了妇科望诊的内容。

1.3.3.2 妇科常见病证临床研究

这一时期,妇科的临床研究侧重妇科常见疾病,涉及闭经、经前期紧张症、崩漏、宫外孕,以及不孕症、宫颈癌、子宫肌瘤等。尤其以中西医结合治疗宫外孕最为突出,为此后宫外孕的治疗提供十分重要的经验。

(1)月经病

① 闭经:

朱师墨认为对闭经的治疗,不可拘泥及滥用疏通气血之法,必须辨别虚实之不同。同时需辨明是先有他病后有闭经,还是先有闭经后产生其他病症的,如果是先有他病

28

而造成的闭经,必须先治其病,病既得治,其经自然得通。

卓雨农认为闭经一证,虽然只有血枯、血滞两类,但其病因复杂,需辨证施治。将闭经分为以下7证:血虚证、脾虚证、劳损证、血瘀证、风寒证、气郁证、痰阻证,随证自拟有效方剂。

②经前期紧张症:

唐吉父认为本病主要表现在精神方面,可分为兴奋型和抑制型两大类型,兴奋型表现为:平素性情急躁,遇事容易激动,一般都是阴虚肝旺体质,到月经来潮前,性情突然更加烦躁,不能自控,至月经来潮后,逐渐趋于平静。抑制型表现为:经前出现心情不舒畅,默默寡欢,常长吁短叹,暖气脘痞闷,至月经来潮前后,有明显的水肿,大便溏泄,乏力懒言,思想消沉,暗自饮泣等。出现这些症状,究其病因病机,起源于肾,发展于肝,最后累及心脾。主要为肾阴不足,以致肝气横逆、肝气郁滞化火,进一步肝病累及心脾,致心肝二火炽盛,而脾胃失其运化,泛滥为湿,痰湿与心肝之火相合,上蒙清窍,则表现精神失常。治疗的关键在于调整肝、肾、心、脾四脏的功能。

③崩漏:

治疗崩漏,首先分别寒热虚实,不应固守"漏轻崩重"的思想,如为属实属热之新病,正气末伤,虽然来势汹汹,但容易治疗,应列为轻证;属虚而久病者,元气亏损,虽然病情缓和,但治疗比较困难,预后多不佳,应列为重证,治疗上不能轻重倒置,贻误病情。

李翰卿提出在治疗崩漏的辩证方法的先后次序与方法是:一脉象:数者为热,沉者为气滞,滑者为热,细数者为阴虚有热,沉细弱者为气血俱虚,虚大者为气血大衰,涩者为瘀血、寒滞;二腹部症状:小腹冷者为寒,小腹坠痛者为瘀血,小腹空虚感者为虚,小腹坠胀者为气滞;三大便:大便稀溏者为脾虚,大便秘结者为胃肠实热兼瘀血;四经色:鲜红者多热,淡红者多寒,大量血块者为瘀血;五全身症状:疲乏无力、心悸失眠、食欲不振为心脾俱虚,胸胁痞满、窜痛、心烦心悸、头晕头痛为肝郁气结,身热尿黄赤为热。

刘奉五归纳崩漏的病因为"热"与"虚"。热证又分为血热、肝旺;虚证主要为脾肾虚。血热证,治宜清热凉血养阴,方用两地汤;肝旺证,治宜疏肝解郁、清热止血,方用丹栀逍遥散加生山药、石莲、生地。脾虚证,治宜补气养血、引血归原,方用归脾汤加减;肾虚证,治宜补肾育阴、佐以固涩,方用益肾固本汤加乌贼骨、石莲;气虚证,治宜补中益气止血,方用补中益气汤化裁。对于血瘀证,刘奉五认为临床并不多见,一般表现在血热证里,治疗时酌情添加化瘀药。在选药上,刘奉五认为养阴止血,最好用阿胶;健脾补肾最好是生山药、石莲;固摄冲任、调经止血以乌贼骨、生龟板、生龙牡为佳。

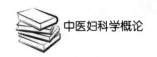

对崩漏的辨治,多数医家首遵明代医家方约之在《丹溪心法附余》中提出的治崩三法,即"初用止血以塞其流,中用清热凉血以澄其源,末用补血以还其旧",部分医家在继承的基础之上,结合自身临床实践将之发挥。郑长松提出:治崩需"寓塞流于澄源之中,澄源不尽清热凉血,复旧首重健脾养胃"。毛美蓉则认为:治崩三法在具体运用上不能截然分开,应塞流、澄源同时并用,或澄源、复旧并而施之,其中,澄源是关键。其病因主要为虚、热、瘀三者致病,尤其是虚,肾虚是致病之本。许芝泉认为:治崩的首要任务是控制出血,即塞流。其中最重要的一环是治疗出血原因,即澄源。但是使用清热药物时须注意不宜久用。血止之后,帮助机体恢复健康,即复旧,则需要补血、补脾肾,调整月经周期。崔玉衡认为:治崩不能拘泥于三法,需慎用收涩药,权衡补与通;澄源要审因,清补不相同;复旧重脾肾,益气并补血。如果一味使用炭类收涩药,常造成瘀血内留,结而成结,欲塞其流,先辨其因,或塞流与补益同用,或止血与化瘀并行,或收敛与清热共进。澄源包含两个含义:一是崩漏已久,须用澄本求源进一步巩固疗效,预防崩漏复发;一是在治疗的过程中需审症求因,弄清发病的起因与根源,澄源施治。后期治疗上应补益脾肾气血为主。

同时,崔玉衡就《河间六书》提出的青年治肾、中年治肝、老年治脾的治疗妇科疾病的三大法则进行补充。青年在益肾固摄的同时需健脾以生血统血,中年养肝同时需佐以疏郁,老年健脾为主,需兼补肾气,填精以固本。

治疗崩漏之用药经验的总结:刘惠民提出用陈墨研服治疗崩漏,以陈墨1块,用炭烧红,放醋中一淬,加开水研匀,以炮姜、红糖少许为引,治疗急性血崩。张山雷在《沈氏女科辑要笺正》中提出:"当归一药,富有脂液,气味俱厚……其气最雄,走而不守,苟其阴不涵阳而为失血,则辛温助阳,实为大禁"。马龙伯对此"治崩漏出血不宜使用当归"的观点提出异议,根据马氏治疗经验,对需要使用四物汤、补中益气汤、归脾汤以及当归补血汤化裁的病人,其中当归的使用,不影响疗效。尤其是傅青主治疗老年妇女血崩之方,使用当归、生黄芪、桑叶、三七粉,疗效甚验。朱小南认为治疗功能性子宫出血,清凉祛瘀药中,以熟军炭疗效最佳,用量从0.3~3g,有清热凉血、祛瘀引滞的功效,能推陈出新、引血归经,而无腹痛便泻的副作用。

(2)宫外孕

1959年开始,山西医学院附属第一医院与山西省中医研究所合作,以山西省中医研究所所长李翰卿和山西医学院第一附属医院妇科主任于载畿为首的中西医结合临床研究小组,开展中西医结合非手术治疗宫外孕的临床研究,研制宫外孕Ⅰ号方和宫外孕Ⅱ号方。1965年2月10日《健康报》报道称运用此方法治愈200余例子宫外孕患者。

（3）妇科杂病

① 不孕症：

马龙伯强调以调肝温经补肾法治疗无排卵型不孕症。温补肾阳、兴旺命火，以温熙生化排卵功能，同时必须配合促排卵。

李衡友基于调整"肾—天癸—冲任—胞宫"之间机能的平衡，发展创建以补肾为主、以活血化瘀为主、以温肾暖宫为主的 3 种中药人工周期疗法，分别简称中周Ⅰ号、中周Ⅱ号、中周Ⅲ号，治疗不孕症。

中周Ⅰ号以补肾为主，针对肾虚不孕患者。治疗上分三个阶段用药：第一阶段为经后期（周期第 6～10 天）以补冲任为主，为排卵创造条件，药用乌鸡调经丸。第二阶段为排卵前期及排卵期（周期第 11～16 天）以补肾为主，促使卵泡成熟而促排卵。自拟菟蓉合剂。第三阶段为月经期，以活血调经为主，使经血畅利。自拟调经活血合剂。

中周Ⅱ号，以活血化瘀为主，针对多囊卵巢综合征或肾虚兼有血瘀的患者。治疗上分四个阶段用药：第一阶段为经后期（周期第 6～10 天）以补肾气、养冲任为主，促进卵泡发育。方用促卵泡汤（即菟蓉合剂）。第二阶段为排卵前期及排卵期（周期第 11～16 天）以活血化瘀为主，促使成熟卵泡突破卵巢表层排出。方用自拟排卵汤。第三阶段为排卵后期（周期第 17～25 天）以调肝、肾、养冲任为主，健全黄体功能，为受精卵着床创造条件。方用自拟促黄体汤。第四阶段为经前期（周期第 25～28 天）以活血调经为主，促使月经来潮。方用调经活血合剂。

中周Ⅲ号，以温肾暖宫为主，针对肾虚宫寒不孕患者。治疗上分三个阶段用药：第一阶段为经后期，以补脾肾、养冲任为主，为排卵创造条件，药用归脾丸、胎盘片。第二阶段为排卵前期及排卵期，以温肾暖宫为主，促排卵。方用自拟温肾暖宫合剂。第三阶段为月经期，以温经活血为主，方用温经汤。

② 宫颈癌：

从 1958 年开始，全国各地开展宫颈癌普查普治，共普查 400 多万人，子宫颈癌被确认为我国发病率最高的妇科肿瘤，平均患病率为 0.18%。1972 年，20 个省、市普查的结果，患病率为 0.11%。

江西省妇产医院 1973 年创用中药锥切疗法，"用中药'三品'饼、杆，使宫颈阴道部消失，宫颈管形成圆锥形筒状缺损，以达到根治早期宫颈癌的目的，称为中药锥切疗法"。中药锥切疗法需要使用"三品"饼杆及鹤酱粉。"三品"饼杆的制作使用白砒 45g、明矾 60g、雄黄 7.2g、没药 3.6g，研成细粉，混合均匀，压制成饼、杆形，使宫颈组织

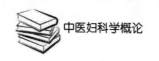

凝固、坏死、自溶和脱落,起主要作用。鹤酱粉由仙鹤草 30g、败酱草 30g、金银花 30g、黄檗 30g、苦参 30g、冰片 3g,研细粉制成,清热解毒、制腐止血,起辅助治疗作用。适用于宫颈重度非典型增生、宫颈鳞状上皮原位癌(包括累及腺体)、宫颈鳞癌 Ia 期(早期间质浸润癌,浸润深度 3 ㎝)。推广应用于防治肥大性宫颈炎、宫颈糜烂、湿疣、赘生物等。使用中药制成"三品"饼、杆,敷贴于宫颈阴道部或插置于宫颈管,药物渗入宫颈组织,可使宫颈癌灶和累及的腺体以及被癌组织浸润的部位发生凝固、坏死、自溶和脱落,达到根治早期宫颈癌的目的。

徐荣斋认为宫颈癌的治疗,初期以清热解毒、理气活血,中期清湿热为主、佐以养阴,后期以清热坚阴为主,兼调理肝肾。不论哪一期,都必须用蜀羊泉、白花蛇舌草、半枝莲这三味药引。

③ 子宫肌瘤:

钱伯煊认为此病多见气阴两虚、阴虚血热、气滞血瘀三型,治疗可分三个阶段。第一阶段,为每次月经净后 3 周左右,主要控制月经量,勿使其先期或量多,以健脾补肾为主。第二阶段,为行经期,如月经量多、下腹不痛或隐隐微痛,以补气养血为主;如出血量多,色深红,兼有头晕耳鸣、目眩心悸、烦热自汗等,以育阴潜阳为主,佐以清热凉血。第三阶段,为经净后,主要缩小软化子宫肌瘤,以养阴软坚为主。

王渭川认为此病为湿浊邪气瘀滞胞宫、胞络,影响气血运行,气血凝滞,冲任受损而致病。治疗以活血化瘀为主,佐以清湿。活血化瘀常选用虫类药,如地鳖虫、水蛭、地龙、蜈蚣、乌梢蛇等。

刘奉五认为此病,从整体来看,是由于肝、脾、肾三脏功能失调,外因"寒气"客于子门,瘀血凝结、蕴久化热,与内湿相合,日益增大,发为本病,临床多表现为阴虚血热,肝肾阴亏,肝脾不和,冲任失调等证候。在治疗上,强调改变单纯针对局部瘤瘕的活血化瘀消瘕法,而是从清热燥湿,养血和血,调理冲任入手,选用芩连四物汤为主,随症加减。

1.4　当代中医妇科的发展

1.4.1　概述

1.4.1.1　社会文化历史背景

十一届三中全会以后,国家实行改革开放,打开国门,引进国外的先进技术,强调国家建设与社会经济发展,整个中国呈现一股欣欣向荣的蓬勃景象。经济的高速发展,各种信息技术交流传播大大加强,人民生活水平不断进步,对医疗健康的要求随之增高。国家政府不断地加强医疗卫生事业建设,以保障人民的身心健康,对中医药事业也越来越重视。中医药事业在迎接机遇的同时面临着更大的挑战。

1.4.1.2　中医妇科梗概

经过了前七十年的跌宕起伏,中医妇科再次伴随着中医整体的崛起而发展。高等中医院校建设、中医妇科教学体制的成熟、完善,使得多层次妇科人才得到培养。各地区中医学会妇科分会的建立,各类妇科学术会议的召开,加强学术交流,也利于后辈有机会学习,提高自身学术水平。

新理论、新技术与中医妇科研究相结合,既有对妇科经典理论的深入探讨以及挖掘,又有以新型实验方式验证诊治的科学性。先进的科学技术及现代医学的检测治疗手段与中医传统诊疗方法相结合,使得中医妇科的诊疗水平不断提升,中医妇科不仅仅在优势病种的治疗上占据主要地位,对新型疾病的治疗也有着不可或缺的作用。

同时对中医妇科的传承愈加重视,对妇科名老中医的经验进行总结,设立名老中医传承工作室。不管是事业发展还是理论临床实践的发展,中医妇科在这三十余年的时间里,都展现出了一种欣欣向荣的蓬勃景象。

1.4.2　中医妇科学科发展

1.4.2.1　学校教育

1978 年党的十一届三中全会以来,相继召开了全国高等医学教育工作会议、中等医学教育工作会议等,同时恢复高考,并恢复高等院校的研究生招生工作,培养更高层次的人才。根据条件,举办各类医学专科、专题进修班和讲座,以及夜大、函授学校多种形式的办学相结合。基本形成了比较完善的中医教育体系,培养了大批各级、各类中医人才。教育形式也从中华人民共和国成立建立前的以民办教育、师承家传教育为主,发展为以国家举办学院式教育为主,以民办教育、继续教育、成人教育为辅。中等教育、本专科教育、研究生教育等多层次办学,以及学历教育和岗位教育、留学生教育等类型并存的局面已经形成。

1979 年黑龙江中医药大学中医妇科专业最先获得中医妇科硕士学位授予权,1984 年最先获得中医妇科博士授予权,中医妇科高层次的研究生人才培养由此开始。

在培养中医妇科接班人的同时,也强调对教师能力的培养,以确保优质的教学质量。1979 年和 1983 年,受中央卫生部委托,分别在杭州及广州举办了两期全国中医

妇科师资进修班。第一期全国中医妇科师资进修班由浙江中医学院承办,历时四个多月。学员来自22个省市的中医学院妇科教师或临床医生,共31名。通过妇科教研室老师课堂示教、省内外妇科名老中医专题授课以及学员备课试教、编写教学参考资料等,多种形式的讲授,使学员全面系统地掌握《中医妇科学》教材的难点、重点以及教学方法。同时学员还前往上海、南京两地观摩教学,了解中医妇科教学、科研、临床及带教等几个方面工作的开展情况。此次师资培训班增强中医妇科学教师的带教能力,拓宽视野,促进此后各个院校的中医妇科教学工作。现燕京妇科学派代表人物肖承棕教授即为这一届妇科师资培训班的优秀学员之一。

第二期全国中医妇科师资培训班由广州中医学院承办,学员来自全国16个省、市、自治区的中医学院教师和中医院的医师,聘请全国20多位中西医妇科教授、专家以专题报告的形式授课。授课专家包括罗元恺、班秀文、哈荔田、宋光济、韩百灵、孙宁铨、夏桂成、何子淮、朱南孙、罗颂平等。其中罗元恺讲授《内经》《金匮要略》《沈氏女科辑要笺正》《妇科玉尺》的妇产科内容及妊娠期和产褥期合并他病的治疗原则,班秀文讲授张景岳妇科学术思想、调肝补肾法在妇科病的临床应用及月经病、带下病的治疗,哈荔田讲授舌诊及其在妇科临床的应用、孕痫证治,韩百灵讲授逍遥散的临床应用经验及不孕症等。学员各自选取《中医妇科学》一个章节内容进行试教。

1984年黑龙江中医药大学中医妇科学科首获全国中医妇科重点学科;1989年,国家教育委员会发布《关于评选高等学校重点学科暂行规定》后,被教育部列为首批国家级重点学科;1993年被国家中医药管理局评为首批局级重点学科;2007年被确定为国家中医药管理局"十一五"重点专科建设单位。

这一时期,中医妇科学逐渐发展成为集医疗、教学、科研为一体的临床学科,在学科建制以及人才培养方面都取得了很大的进步。

1.4.2.2 医疗机构

全国各级中医医院多设置了中医妇科科室,为一级临床科室。据《全国中医医院组织机构及人员编制标准(试行)》,一百张床中医医院及三百张床中医医院的科室设置均包括妇科,前者妇科同时下设计划生育指导室。病床分配上,在总病床数在70~150张的,以100张为计算基数,妇科约占10%;在总病床数在150~250张或300张以上的,分别以200张和300张为计算基数,妇科约占8%。每名住院医师管理12~15张病床,中医院校附属医院每名住院医师可管理8~12张床位。

1.4.2.3 科研项目

科研研究是评判学科进步的一个重要标准,通过对科研项目成果的梳理总结,可以看到中医妇科学在这近 30 年中取得的成就,其中 200 余项科研研究成果获得卫生部、国家中医药管理局、各省市不同级别的科技奖项。研究课题包括对妇科基础理论的深入探讨以及对妇科疑难病的诊治方法的临床分析、妇科药物的研发等,涵盖子宫内膜异位症、宫颈癌、不孕症等妇科疑难病症。

自 1978 年以来,中医妇科科研进展虽然有波动,但总体是发展进步的。妇科所取得的科研成果在国家高层次科技奖项中占有率也在近年内达到峰值。

1.4.2.4　出版物

根据裘俭等主编的《新中国六十年中医图书总目(1949—2008)》总结:中医妇产科学在 1978 年后出版 1071 种,占了新中国成立之后出版的中医妇科书的 93%。以下简要介绍几大类图书及部分书目:

(1)再版中医妇科古籍

1982 年 6 月 7~12 日,卫生部中医司召开的中医古籍整理出版规划工作座谈会在北京举行。自此,新一轮的中医古籍点校工作开始展开,大量的经典著作面世。妇科方面各大出版社校注、再版中医妇科古籍 158 版,其中出版较多的有宋朝陈自明所著《妇人大全良方》共 18 版次,明朝武之望所著《济阴纲目》共 11 版,清朝傅山所著《傅青主女科》及《女科仙方》共 22 版,清朝萧蟤所著《女科经纶》共 12 版,清朝竹林寺僧所著《竹林寺女科》及其他妇科专著共 9 版。

(2)名医经验总结

这一时期对妇科名中医的学术经验总结主要有:韩百灵《百灵妇科》、中医研究院西苑医院《钱伯煊妇科医案》、王渭川《王渭川妇科治疗经验》、朱南孙《朱小南妇科医验选》、哈荔田《哈荔田妇科医案医话选》、何子淮《何子淮女科经验集》、裘笑梅《裘笑梅妇科临床经验选》、朱南孙、朱荣达《朱小南妇科经验选》、班秀文《班秀文妇科医论医案选》、罗元恺《罗元恺女科述要》、乐秀珍《妇科名医证治精华》、蔡庄等《蔡氏女科经验选集》、丛春雨《近现代 25 位中医名家妇科经验》、李丽芸等《中医妇科临证证治·李丽芸教授临床精粹》、蔡小荪《蔡小荪谈妇科病》、高春媛等《中医当代妇科八大家》、黄瑛等《专科专病名医临证经验丛书·妇科病》、丛春雨《丛春雨中医妇科经验》、李衡友《李衡友论治妇科病》、黄绳武《黄绳武妇科经验集》、罗颂平等《罗元恺妇科经验集》、门成福《门成福妇科经验精选》、罗颂平等《中医妇科名家医著医案导读》、李祥云《李祥云治疗妇科病精华》、杜慧芳等《名医名家用药心得汇讲·妇科卷》等。

(3)临床妇科著作

中医妇科临床著作有:徐荣斋《妇科知要》、王锡贞《月经失调》,程泾《月经失调与

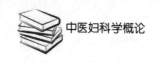

中医周期疗法》,国辕《实用中西医结合妇产科证治》,浙江中医学院《中医妇科手册》,何时希《女科一知集》、韩玉辉《妇科挈要》、班秀文《妇科奇难病论治》、哈孝贤等《内经妇科辑文集义》、王自平等《中医妇科析要》、马大正《妇产科疾病中医治疗全书》、张吕夫《妇儿杂病调治》、司徒仪、杨家林《妇科专病中医临床诊治》、戚英等《中医辨证施治妇科疑难病》、徐丙兰《古今中医妇科病辨治精要》等。

1.4.2.5 学会及学术会议活动

这一时期,中医妇科学会及各地分会建立,妇科学术会议组织召开,后期随着整个社会的发展以及中医药对外交流事业的推进,更有国际的妇科学交流。这些学术活动,开阔思路,增进妇科医生间的学术交流,有力地推动中医妇科的学术进步,对中医妇科的发展起不可忽视的作用。

(1)国内学术活动

1982年在山西太原召开第一届全国中医妇科学术会议。1984年12月在天津召开第二届全国中医妇科学术交流会暨中华全国中医学会妇科委员会成立,哈荔田任主任委员。两届会议共收到学术论文两百多篇,此后中医妇科学术活动频繁开展,有力地推动了中医妇科事业的交流发展。

1985年1月19日至21日,中华全国中医学会湖北分会中西医结合妇科学组成立及学术会在武汉市召开。

1985年9月22日至24日,中华全国中医学会浙江分会妇科学术年会在建德市召开。会议讨论了中医妇科病名,以及治疗标准等课题。

1986年10月7日至11日,中国中西医结合研究会妇产科事业委员会成立大会暨第二次妇产科学术会议在昆明市举行。此次会议对子宫内膜异位症、不孕症、妊娠高血压综合证等中西医结合诊断指标和疗效标准进行了讨论,并拟定了统一意见。

1986年11月15日,中华全国中医学会湖南分会妇科学会成立及首届学术会议在长沙召开。领导机构由11人组成,谢剑南当选主任委员,张静玲、尤昭玲为副主任委员。

1986年12月1日至4日,在福州召开全国第三次中医妇科学术会议,200多人分别参加对崩漏的诊治标准,活血化瘀治疗妇科疾病的机理探讨,不孕不育及抗生育的临床与实验研究等专题进行讨论。会议表明,第一重视中医妇科基础理论研究与文献整理;第二由临床观察开始转入运用现代医学科学技术进行机理研究;第三重视培养青年一代尤其是中医妇科研究生。会议讨论了中医妇科基础理论研究、临床及部分机理研究,名老中医诊疗经验,教学工作方法探讨,中医妇科现状及展望等几个方面内容。

1990 年 5 月 22 日至 25 日,第三届全国中西医结合妇产科学术会议在西安召开。来自全国 27 个省、市、自治区的 190 余名代表到会。会议期间还对"不孕症、子宫内膜异位症、妊高征诊断试行标准"进行了修改。同时选举产生了由 25 人组成的第三届中国中西医结合妇产科委员会,李超荆任主任委员,于载畿、于兰馥、李国维、杨振翼、刘琨任副主任委员。

1991 年 9 月 7 日至 10 日,西北五省首届中医妇科学术交流会在银川召开。出席会议 130 余人。论文涉及中医妇科基础理论、临床研究、诊治心得、妇科用药及老中医经验等各方面。

2008 年 10 月 16 日至 18 日,在四川省成都市召开全国第八次中医妇科学术研讨会。会议讨论内容包括妇科常见病及疑难病中医药诊治及其评价、中医药治疗妇产科病症的基础与临床研究进展、中医妇科名家学术传承及其方法研究、中医妇科教学法研究、中医妇产科古籍学习体会、中医妇产科验案及临床思维评价等。

2009 年 11 月 14 日至 15 日,在广州召开中华中医药学会妇科分会换届选举工作会议暨第九次全国中医妇科学术大会,会议选举肖承悰、尤昭玲、罗颂平为主任委员,会上中华中医药学会为全国中医妇科名师、妇科分会学术顾问颁发荣誉证书。出席的专家、学者就中医妇科流派研究、名老中医学术经验总结、妇科临床教学及科研思路与成果介绍等方面进行交流。

2010 年 8 月 29 日至 9 月 2 日,在黑龙江省哈尔滨市召开 2010 年全国中医妇科学术年会。会议主要讨论排卵障碍性疾病的中医临床诊治进展及相关实验研究等方面的内容。

(2)国际学术活动

2007 年 5 月 24 日,在湖南省长沙市召开第二届世界中医妇科论坛。150 多名专家代表广泛交流、深入探讨有关中医妇科的诊断与疗效评价标准、中医妇科疑难疾病科研新进展、中医妇科国际交流与合作、实施中医国际型人才战略、促进中药新药研发与推广等问题。

2009 年 5 月 15 日至 17 日,在福建省厦门市召开世界中医药学会联合会妇科专业委员会理事会换届选举暨第三届世界中医妇科高级论坛会议。会议选举韩冰教授为会长,新一届理事会成员包括来自中国、美国、加拿大等国家(地区)的 158 位专家、学者。

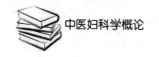

1.4.3 中医妇科理论与临床发展

在基础理论方面,主要针对月经产生的生理情况,打破了中医妇科长期以来的以"脏腑学说""气血学说""经络学说"为主的理论,结合现代医学"下丘脑—垂体—卵巢轴",提出了与其相对应的"肾—天癸—冲任—胞宫"生殖轴的观点。针对月经的周期节律,提出月经周期的调节与月相相关的论点。

1.4.3.1 妇科学理论研究进展

"女子以肝为先天"的观点,首见于叶天士的《临证指南·淋带》案,后世多有医家遵其观点,如秦伯未在其《妇科学讲义》一书中提出此观点。罗元恺对此提出了商榷,首先罗氏认为女子以肝为先天在古籍里缺乏充分的理论依据。《素问·上古天真论》以肾气之盛衰贯穿妇女的生长发育至衰老,《医宗必读》中亦提及先天之本在肾。其次,就女子易于情志抑郁,故最重调肝,罗氏认为此情志变化并非女子先天性格偏颇,而是受家庭、社会制度的压迫影响导致,不能将其认为为先天生理本质口引。唐吉父则认为肝肾同源,冲任隶属于肝肾。女子从青春期前的生长发育以肾为主,至月经来潮后的生育期则以肝为主。

女子以肝为先天理论把"肝"提高到"先天"的位置,不是以肝来代替肾的先天作用,而是肝与肾分工合作。临床实践中,在青春期卵巢功能刚刚建立而尚未健全时,其病证往往以肾经功能不调为主,治疗以补肾为先,促使排卵;而生育期肾气壮盛,病证往往以肝经功能失调多见,治疗以调肝养肝为主。

多位医家依据《素问·上古天真论》记述关于月经的基本理论"女子七岁肾气盛,齿更发长;二七而天癸至,任脉通,太冲脉盛,月事以时下,故有子……七七任脉虚,太冲脉衰少,天癸竭,地道不通,故形坏而无子也。"提出月经的产生是"肾—天癸—冲任—子宫"协调作用的结果。并与西医学的"丘脑—垂体—卵巢—子宫"环路相对应,作为中西医结合治疗月经病的理论依据。罗元恺教授认为,妇女从生长、发育、生殖以至衰老,可据下列表式加以显示:肾气盛—天癸至—任通冲盛—月经—受精妊娠—肾气衰—任虚冲少—天癸竭—绝经—不育。肾气—天癸—冲任—子宫构成一个轴,成为妇女性周期调节的核心。西医学则认为下丘脑—垂体—卵巢—子宫是女性性周期的一个轴,构成性周期的核心。中西医的理论,虽然名词不同,也不宜简单地画等号,但可以互相渗透来理解。杨家林提出月经产生的机制是肾—天癸—冲任—胞宫轴心,肾气是女性生长发育和生殖之本,肾精是天癸的物质基础,是月经的物质基础,肾气促进天癸的成熟泌至,从而影响月经的潮止。肾为冲任之本,冲任二脉均起于胞中,与胞宫

(子宫)直接相通,同时肾主系胞宫,由此,肾、天癸、冲任、胞宫是月经产生的主轴,脏腑、气血、经络的活动是月经产生的基础。

曾敬光认为月经的生产时脏腑、气血、经络作用胞宫的正常生理现象,而脏腑、气血、经络中又以肾气—天癸—冲任—胞宫为月经产生的轴心。故月经失调病位在冲任二脉,本源在肾、肝、脾三脏。孙宁铨认为主管生殖生理活动全过程的主要脏腑是"肾"(先天),起主要辅助作用的是"胃—脾"(后天),起具体反映作用的是"胞宫",起联系及调节脏腑与胞宫的通道时经络中的"冲、任"二脉;促使胞宫之所以能反映出有月经与孕育功能的主要物质是"天癸"。这些脏腑、经络等相互构成了一个较为完整、系统的"女子生殖生理轴",可以认为是中医妇科学的基础理论。

罗颂平根据女性周期性的生理变化过程,结合现代时间生物学的相关理论,研究月经周期的调节及其与月相的关系。提出:月经的产生是肾—天癸—冲任—胞宫协调作用的结果,月经的周期与太阴月节律同步。月经的物质基础为血和精,其周期的调控与血气运行节律及肾脏、胞宫的藏泻节律相关,而阴阳血气的消长与日、月的变化周期相一致,体现了外环境的变化作用于人体,使气血之运行与环境节律同步。松果体能接受外环境的刺激并调节其分泌功能,以抑制性效应影响性腺和其他内分泌,参与月经周期的调节。月经异常是肾—天癸—冲任—胞宫轴的功能不协调,稳态被破坏,治疗上根据气血运行的节律及肾脏胞宫的藏泻规律,按月之盈亏采用因势利导的调经方法,以促使月经周期恢复正常。

哈荔田强调舌诊在妇科临床的应用。月经病:月经主要成分为血,故经病多应在舌质。如舌色鲜红多为血热,可见于月经先期。舌红而津润者,经量必多,为实证;舌暗红而少津者,经量恒少,常为虚证。崩漏日久,见舌淡红胖嫩、舌尖有红刺或瘀点,为气血两虚、血瘀脉络;见舌淡百无华、胖嫩而润,为命门火衰、冲任不固;见舌涩淡青,为久漏血瘀,即须行血止血。妊娠病:见孕妇舌体伸出口外,颤抖不定,为先兆子痫;若舌质紫暗,白苔偏于一侧,多见胎死腹中;若苔色黄,间见黑斑而干,可见于习惯性流产。宫颈癌:临床以舌质淡红、苔薄白者,多早期癌;舌质绛、苔黄燥,多中期癌;舌绛而干裂、苔少或无,多为晚期癌。

各地医家对《内经》《金匮要略》等古籍中妇科方面的理论作了整理和阐述。杨恒茂探讨了《金匮要略》当归贝母苦参丸对病机在肺、病位在下的妊娠病小便难这一症状有较好疗效。杜光华将傅青主疏肝法归纳为疏肝利湿、疏肝滋肾、疏肝通肾、疏肝通络、疏肝缓急、疏肝泻火六法。

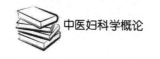

1.4.3.2 妇科疑难病症临床研究

随着社会环境以及人民生活条件的改变,妇科的疾病逐渐的发生变化。这时期的中医妇科研究重点关注对疑难病辨证论治的研究,包括崩漏、闭经、不孕症、妇科肿瘤、围绝经期综合征、子宫内膜异位症等,同时结合西医妇科学理论,开展病证结合的研究,如对子宫功能性出血与中医的崩漏结合,进行辨病,分型治疗。

(1)月经病

① 崩漏:

1982年6月至1983年2月期间,江苏省中医研究所、南京军区总医院、南京医学院附属医院、南京铁道部医学院附属医院、南京市中医院、南京市妇产医院六家单位协作观察"功血止血方"的疗效。将功血分两型,肝肾阴虚型,使用1号冲剂,药用女贞子、墨旱莲、生地榆、制军炭;脾肾阳虚型,使用2号冲剂,药用补骨脂、紫河车、党参、白术。共收集病例178例,止血有效率为95%,显效率为61%。

单志群将傅青主治疗崩漏的经验归纳为滋阴清热宁静血海以止崩、平肝开郁澄源以止崩、活血化瘀疏通脉络以止崩、补真元之气以止崩四法。

罗元恺结合临床,认为崩漏以脾肾两脏虚损者多,或虚中有瘀,或虚中有热。崩漏期间,其病机多为脾不统血,治则应以补脾摄血为主;久崩久漏,主要为肾失闭藏,冲任不固,治则应滋肾补肾以固摄精血。并自创补气摄血汤、补肾固血汤、化瘀止崩汤、清热止崩汤四方用于崩漏的治疗。

夏桂成认为崩漏的病因病机从整体和局部两方面探析。整体看,病位在肾,肾虚为本,肾的"阴虚阳搏"是整体病变中的本质因素,而气虚脾虚则是大出血造成的结果,非致病因素。局部来看,病位在子宫,病因为子宫的火热、瘀血。子宫的藏泄受心肾主宰,受阴阳消长转化的月节律支配,同时,子宫对心肾有反馈作用,能促进心肾间的交合与升降,一旦子宫这一局部病变,同样影响整体。治疗上一般采用滋阴清热化瘀之法。如血热夹瘀为主的,则以其创制的四草汤为主,药用马鞭草、鹿衔草、茜草、益母草。青春期崩漏以补阴化瘀为主,方选二至合二甲、加味失笑散。更年期崩漏重在调理,以滋肾养阴、清热化瘀、调理肝脾等法为主。同时,夏桂成提出调治子宫,也有助于控制出血,抑制子宫的反馈作用。其调治之法,主要是清热凉宫、镇静安降,其次是补宫、泻宫、暖宫数法。

何子淮认为崩漏的基本病机为血热、气虚、血瘀,其规律为:一般青春期的崩漏多属于虚证,中气虚损或肾气不充;壮年体实的妇女崩漏多属于瘀证、热证;更年期妇女崩漏则虚证、热证兼有。此三型的论治大法为清、补、攻。具体治则,可归纳为遏流、塞流、畅流。对于止血药的运用,何子淮认为治血不可专用止血,专用固涩,尤其是炭类药不能应用过早,以免造成闭门留寇。

血热型,凉血止血法、抑沸遏流是根本,止血药只起辅助作用;气虚型,在升阳益气的基础上,重用止血药;血瘀型,则祛瘀畅流为重点,瘀去则血自止。

韩百灵认为崩漏大致可分为阴虚、阳虚、气虚、血虚、气滞、血瘀、血虚热、血实热八个方面。在长期的临床实践中,总结了四个治疗崩漏的经验方,分别为:育阴止崩汤治疗肝肾阴虚型,补阳益气汤治疗脾肾阳虚型,益气养血汤治疗气血两虚型,调气活血汤治疗气滞血瘀型。

路志正提出一般辨治崩漏多由肝、脾、肾三脏入手,而忽视心肺二脏在本病中的作用。心肺功能失调同样可影响冲任二脉的气血运行,导致冲任气血不固发生崩漏,对此类病人,从心肺入手,清理上焦湿热,以治崩漏。

班秀文认为在治疗本病中,炭类药(包括一切收敛药)的使用,均应详加审察,最好不用或少用。如非用不可之时,也应根据病情的寒热虚实,使用不同性质的炭类药。如血热型崩漏,宜用凉血的炭药,如栀子炭、黄芩炭、槐花炭;血寒型崩漏,宜用温涩的炭药,如附子炭、金樱子炭;血虚型崩漏,宜用补血的炭药,如血余炭、当归炭;血瘀型崩漏,宜用化瘀的炭药,如红花炭、蒲黄炭、赤芍炭等。如炭类药或其他收敛药应用不当,不仅疗效不高,而且留瘀为患。

肖承惊就众医家皆言崩漏为"冲任不固"的观点,提出冲脉不固为崩漏的最后转归,崩漏的病机最终应责之"冲脉不固"。从生理功能及发病角度上看,任脉司阴液,主胞胎,与妊娠病与带下病关系最为密切,而月经病则与冲脉的关系更为直接。治疗上分两步,先止血,然后调理善后。临床上一经诊断为崩漏,就意味着出血量多或出血时间长,阴血丢失严重,故气阴两伤者居多,因此治疗上一定要抓住这个关键,益气敛阴,使冲脉恢复摄血功能。若患者出血时间较长,则应在主方中加一味金银花,因为银花走血分,可用之清热解毒以预防感染。止血以后的调理善后,主要目的为:一是扶正,即恢复人体的正气,增加机体的免疫力。二是调整月经周期,使月经按时而下。然而对于更年期功血患者,因肾气渐衰,卵巢功能衰退造成,要顺其自然,重点在于补脾气,以后天养后天,就不要人为地恢复正常的月经周期。

② 闭经:

裘笑梅将闭经分为气血亏虚、气滞血瘀、冲任不足、阴虚内热和风寒凝滞五个主要类型。气血亏虚型治宜健脾益胃,补养气血;方用归脾汤或八珍汤加减。气滞血瘀型治宜疏肝理气、活血化瘀,方用逍遥散合乌药散加减;冲任不足型治宜温补肾阳、调养

冲任,方用右归丸合桂仙汤加减;阴虚内热型治宜滋阴清热、养血调经,方用知柏地黄丸、大补阴丸或秦艽鳖甲汤加减;风寒凝滞型治宜温经散寒,方用温经汤。同时裘笑梅强调治闭经需重视调理脾胃以及疏肝解郁,酌情使用活血祛瘀药,若欲怀孕必先调经,施治必求其本。

朱南孙治疗溢乳闭经,认为其病因主要有两点:一是情志抑郁,肝失调达,或过食辛辣,胃热壅滞,使冲脉气机失于条畅而造成"里急",冲气上逆,血无下达之路,于是,不化经而上逆为乳。二是劳倦过度,损及气血,房事不节,伤及肝肾,气血失司,不能于心相交,心阳之气不得下降,阴血不能按时下注胞宫而为月汛,反逆上溢为乳汁。根据其临床症状,可分为:肝肾亏损、肝气上逆型,治宜舒肝养血顺经,方用四物合逍遥散加减;脾肾不足、气血两虚型,治宜健脾益肾、调补气血,方用圣愈汤合右归丸加减;肾虚血枯、心肝火旺型,治宜清热养阴、疏肝理气调经,方用四物、增液合逍遥丸加减。由于此病为闭经之重症,朱南荪强调首先排除肿瘤,再行辨证论治。贵在早期治疗,以及中西药并治,可尽快改善症状,提高疗效。

蔡小荪对于闭经的治疗,主张以调为主,养血为先,理气为要。对原发性闭经,以育肾养血为主,用血肉有情之品。对继发性闭经,多运用周期疗法调治。

(2)滑胎

滑胎,多数医家认为肾虚是本病的根本。罗元恺认为病因主要在肾气不固,封藏失司,治疗首重补肾以固本。夏桂成认为本病在于心肾失交,且以肾虚为前提,治疗上以补肾为主,兼顾宁心。李广文认为主要病因为肾虚,胎元不固,采用经验方加味寿胎丸治疗。

(3)妇科杂病

① 外阴白色病变:

旧称"外阴白斑",1977年国际外阴疾病研究会取消旧名,改称"外阴白色病变",属于妇科疑难病症之一。治疗上一般分内治和外治两类,外治多应用蛇床子。内治:王艳芳等根据外阴改变分为肥厚型、萎缩型和间变型,根据中医辨证分型为肝郁型、心脾两虚型、脾肾阳虚型,中西医结合分型论治,内服中药,外用乙底酚、氟轻松、黄体酮鱼肝油,总有效率达到99.01%。

② 不孕症:

蔡小荪治疗不孕症强调调经益肾,调经为孕育的先决条件,益肾可促排卵、健黄体。治疗月经失调,为孕育创造条件,有些病例,如子宫内膜异位症,为宿瘀内结,引起生殖器官粘连和输卵管阻塞,累及卵巢引起卵巢功能失调,通过活血化瘀法治疗,即能受孕。同时,通过基础体温监测,发现黄体功能不全者,黄体酮分泌不足,基础体温双相曲线不典型,后期低于正常水平,运用益肾通络、益肾温煦法,分别起到促排卵、健黄体的作用。自拟益肾基本方,分别为孕方(云苓、生地、熟地、怀牛膝、路路通、炙山甲片、公丁香、仙灵脾、石楠叶、制黄精、桂枝)、孕2方(云苓、生地、熟地、石楠叶、紫石英、熟女贞、狗脊、仙灵脾、仙茅、葫芦巴、鹿角霜),随证化裁。

何少山认为流产继发不孕症,主要由于流产手术损伤脉络,妊娠物滞留,引发生殖器感染、炎症、粘连等并发症,胞宫瘀血留聚或胞脉胞络瘀浊内阻,同时流产后胞宫虚损,加之清宫术对患者的心理冲击,造成不孕症。其病理特点为寒、瘀、郁、虚。治疗上提出以温通荡涤胞宫治疗瘀阻胞宫;以温振肾督,佐以化瘀生新,寓通于补,治疗肾督虚损;以养血舒肝、理气消瘀治疗肝郁血滞;以涤痰开瘀治疗痰瘀互结。

夏桂成治疗功能性不孕症,主要从三方面入手。一是调治子宫形态、位置异常。如子宫偏小,属发育不良者,补肾同时加入扩张子宫药,自拟育宫汤。如子宫偏大松软,或宫颈口松弛者,补肾同时加入收缩固摄药,自拟束宫汤,兼外用川乌白及散栓剂。如子宫前倾或后倾等,除了因炎症、粘连所致外,需从虚考虑,补虚同时增强宫体能力,自拟定宫汤。如子宫下垂者,补气补肾同时加入举宫药,自拟举宫汤。如刮宫术造成内膜损伤者,益肾填精同时加入血肉有情之品,自拟育宫汤。二是结合月经周期中阴阳消长转化的规律,建立经后期补阴为主,经前期补阳为主,经间期和行经期调理气血的调周期疗法,促排,为治疗的中心环节。三是重视心神的影响以及心理治疗。心主神明,影响人体脏腑机能变化。在孕育方面,心主神,肾藏精,神赖阴精以养,精受心神驾驭而施泄。心肾相交,水火既济,则阴阳甲衡,则能保持月经周期中阴阳消长转化规律。同时,强调心理疏导在不孕症治疗中的正向作用。

裘笑梅治疗母子ABO血型不合型不孕症,从中医角度认为本病的机理为肝经郁热,脾经湿热。肾气不固,封藏失司。故治疗上应从肝、脾、肾三脏入手,标本兼顾。清肝解郁、化湿解毒以治标实,补肾益气以治本虚。若孕妇检测血清抗体效价高者,加用黄毛儿草、大青叶、败酱草、白花蛇舌草等,加强清热解毒作用,抑制母体产生相应的免疫抗体。

班秀文治疗输卵管阻塞引发的不孕症,认为其病因可分为气滞血瘀、气血虚弱、寒湿凝滞、湿热下注以及痰湿郁阻。治疗以活血通络、软坚散结为主。但考虑本病多为虚实夹杂,而血气又喜温而恶寒,因此以温养通行为治疗重点。用药可选用鸡血藤、当归、川芎、桂枝、制附子、路路通、王不留行、猫爪草、皂角刺、穿破石、急性子等温养通行、软坚散结之品,随症加减。

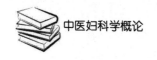

庞泮池认为输卵管阻塞性不孕症的病因病机为气滞血瘀,又病程较长,需选用较为平和的理气活血软坚通络药物。同时提出,在服药的同时,使用直流电离子穴位导入法,将桃仁、皂角刺、败酱草三药配制成浓缩液,进行局部穴位理疗,如选取关元穴、次髎穴等,加速淤积消散,加强局部化瘀除瘤的作用,内外配合,提高疗效。对于外用中药药液疗法,李祥云也提出了可采用灌肠法、中药离子透入法、穴位激光照射法等,提高疗效。其灌肠法,可用中药三棱、莪术、苏木、露蜂房、皂角刺等,浓煎150ml,用灌肠器保留灌肠,药物通过直肠壁的吸收直达病变部位,有利于病灶的消失。此法适用输卵管不通、子宫内膜异位症、盆腔炎等。

马宝璋认为不孕症首辨虚实,虚者,多为肾虚;实者,多为气滞血瘀。中医理论认为月经的产生是肾—天癸—冲任—胞宫的作用,西医学归于丘脑—垂体—卵巢—子宫性腺轴,马宝璋将此中西医月经理论相结合,模拟月经周期变化,提出"三补肾阴,一补肾阳,兼以活血通经"的治疗方法,调治崩漏(功血)或闭经,同时治疗不孕症。其治疗大法为:经后期(周期第7~12天),以补肾阴、填精补血为主;经间期(周期第13~20天)阴阳并补为主,助阳化阴,并稍佐活血之品;经前期(周期第21~28天)补肾阴的同时稍补肾阳,并重用活血通经之品。

丁启后认为不孕症最常见的病因为排卵障碍或黄体功能不全,或慢性盆腔炎导致输卵管堵塞,或子宫肌瘤、子宫内膜息肉、子宫内膜异位症,影响输卵管通畅或受精卵着床,治疗上必须重视活血化瘀药的运用。丁启后提出:"久不孕,必有瘀;久不孕,必治瘀。瘀去血畅,孕育可望。"其治法常用行气活血法、化痰活血法、温经活血法、育阴活血法四法。常选用鸡血藤、益母草、丹参、当归、牛膝、川芎等活血化瘀。

③妇科肿瘤:

早期宫颈癌:江西省妇产医院运用"三品一条枪"中药锥切疗法治疗早期宫颈癌,1986年3月总结230例病例,其中0期161例,Ia期69例,除5例死于其他疾病以外,近期治愈率以及五年治愈率均达到100%。江西省妇幼保健院廖彩森自1989年起推广应用此中药锥切疗法,经门诊治疗慢性宫颈疾病,共800例,其中慢性肥大性宫颈炎736例、慢性宫颈炎48例、宫颈息肉12例、宫颈息肉样增殖4例,经2~5次宫颈局部上药,治愈率97%,有效率100%。对重度宫颈肥大患者576例,治疗后恢复正常或轻度肥大者为568例,占98.6%,表明对宫颈肥大的修复、宫颈的缩小有显著效果,对预防和阻断宫颈癌的发生有重要意义。此法简便易行,适合基层推广使用。

子宫肌瘤:子宫肌瘤属中医瘤瘕或月经过多的范畴,多表现为月经过多或伴有痛经。罗元恺认为此病瘕瘕为本,出血过多是标。治疗上宜分月经期与平时两个阶段处理,攻补交替进行,创制经验方子宫肌瘤平时方(莪术、生牡蛎、生鳖甲、荔枝核、橘核、五灵脂、海藻、何首乌、小茴香、乌药、菟丝子)、子宫肌瘤经期方(党参、制首乌、岗稔根、川断、荔枝核、生牡蛎、橘核、炒蒲黄、白术、益母草、贯众、血余炭),以及经验方橘荔散结丸(荔枝核、橘核、小茴香、莪术、制首乌、党参、生牡蛎、乌药、续断、川楝子、海藻、岗稔果),主要治疗瘤瘕痞块、子宫肌瘤之月经过多或乳腺增生。

何子淮将妇科瘤瘕分为两型:包块型、囊泡型。包块型的病机为败瘀聚结,盆腔包块、子宫肌瘤等可结合包块型论治。辨证时需注意:一应观察患者体质之壮实羸弱,病之新起久患,辨别证之虚实;二须检触肿块的软硬,固定移动,辨别病在气分血分;三要详察细问,有无其他合并症。治疗上,破血消坚、理气化滞为基本治法。主张分期施治,特别在行经期,应避免使用攻逐之品,以防损伤胞络,达到攻散使坚破而不伤正的效果。

④ 围绝经期综合征:

蔡小荪认为本病之病因虽然在肾气衰退,但在治疗时不能仅仅着眼于补益肾气精血。肾气衰退是人体生理转变的大势所趋,任何治法和方药都不能截断这种转变,药物的使用,只能减缓肾气衰退的速度。在治疗上,补益。肾气精血固然重要,调理脾胃也为至关重要的关键,补养脾胃,以后天养后天。同时以肾虚为本,而引发心火偏亢以及肝阳上亢症状,治疗上再泻火的同时需兼顾理气化痰。用药忌大寒大苦,首选滋阴泻火,如知母、丹皮、地骨皮之类。

罗元恺治疗本病,则基于张景岳"善补阴者,必于阳中求阴,则阴得阳升,而泉源不竭"理论,治疗上常以滋养肝肾为主,同时稍佐潜阳温肾之品。

⑤ 子宫内膜异位症:

上海第一医学院妇产科医院邵公权、高秀穗、唐吉父,用活血化瘀法治疗子宫内膜异位症,将子宫内膜异位症患者分为气滞血瘀、气虚血瘀、血热血瘀、寒凝血瘀四型,治疗以疏肝活血方与益气活血方为主。治疗时对患者进行甲皱微循环、血液流变动力学、女性激素、内生殖器 X 线双重造影等检查,显示经治疗后,甲皱毛细血管的瘀血现象明显减少,其他指标亦有不同程度的正常化改变。运用活血化瘀法治疗,无激素类治疗的抑制排卵、干扰机体正常内分泌功能的副作用,且疗效稳定,对未生育妇女有促进生育的功能。

朱南孙认为此病的原因为:产育过多、人工流产、剖腹产史、非时行房。提出"活血化瘀、软坚散结、扶正达邪、攻补兼施"的治疗原则。自拟血竭散(血竭粉、蒲黄、莪术、三棱、延胡索、川楝子、青皮、柴胡、生山楂),随症加减。同时,喜用对药,配伍治疗

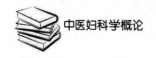

本病。如蒲黄配赤芍,活血止痛,为常用药;三棱配莪术,破血祛瘀、理气止痛,是治疗本病必用之品;柴胡配延胡索,疏肝理气,针对伴有经前乳胀、痛经者;血竭配三七,散瘀行滞、止血定痛,本病经量多者必用之品;乳香配没药,本病痛经首选之品;蒲公英配红藤,清热解毒,伴有盆腔炎首选之品;石见穿合刘寄奴,活血通经止痛,凡盆腔瘀滞癥积,如巧克力囊肿、子宫肌腺瘤等皆宜用。

2 女性解剖与生理特点

2.1 女性生殖器官解剖

女性生殖系统包括内、外生殖器官及其相关组织。女性内生殖器,包括阴道、子宫、输卵管及卵巢。女性外生殖器指生殖器官的外露部分,又称外阴,包括阴阜、大阴唇、小阴唇、阴蒂、阴道前庭。

2.1.1 外生殖器

2.1.1.1 外阴的范围

女性外生殖器是指生殖器官外露的部分,又称外阴,系指耻骨联合至会阴和两股内侧之间的组织。

2.1.1.2 外阴的组成

阴阜位于耻骨联合前面,皮下有丰富的脂肪组织。青春期开始,其上的皮肤开始生长卷曲的阴毛,是第二性征之一。

大阴唇为外阴两侧一对隆起的皮肤皱襞。其前接阴阜,后达会阴。大阴唇皮下富含脂肪组织和静脉丛等,局部受伤后易形成血肿

小阴唇位于大阴唇内侧。为一对纵形皮肤皱襞,表面湿润,酷似黏膜,色褐、无毛,富含神经末梢,故极敏感。

阴蒂位于小阴唇前端。为海绵体组织,阴蒂头富含神经末梢,极为敏感。

阴道前庭为两小阴唇之间的菱形区域。前庭的前方有尿道口,后方有阴道口。

① 尿道口:位于阴蒂与阴道口之间,为一不规则的椭圆形小孔。尿道口后壁两旁有一对腺体,称尿道旁腺,常为细菌潜伏之处。

② 前庭大腺:又称巴氏腺。位于大阴唇后部,是阴道口两侧的腺体。大似黄豆;腺管细长1~2cm,开口于小阴唇与处女膜之间的沟内。性兴奋时分泌黄白色黏液起润滑作用。正常情况检查时不能触及此腺。若因感染腺管口闭塞,形成脓肿或囊肿,则

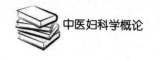

能看到或触及。

③ 前庭球：又称球海绵体，位于前唇两侧由具有勃起性的静脉丛组成，表面覆盖有球海绵体肌。

④ 阴道口及处女膜：阴道口位于尿道口下方，阴道口上覆有一层薄膜，称为处女膜。膜中央有一开口。月经期经血由此流出。

2.1.2　内生殖器

女性内生殖器包括阴道、子宫、输卵管及卵巢，后二者称为附件。

2.1.2.1　阴道

阴道为性交器官、月经血排出及胎儿娩出的通道。

（1）位置和形态

位于真骨盆下部中央，呈上宽下窄的管道，前壁长 7~9cm，与膀胱和尿道相邻，后壁长 10~12cm，与直肠贴近。阴道上端包围宫颈，环绕宫颈周围的部分称阴道穹隆。按其位置分为前、后、左、右四部分，其中后穹隆最深，与直肠子宫陷凹紧密相邻，为盆腔最低部位，临床上可经此处穿刺或引流。阴道下端开口于前庭后部。

（2）组织结构

阴道壁由黏膜、肌层和纤维组织膜构成，有很多横纹皱襞，故有较大伸展性。阴道黏膜呈淡红色，由复层鳞状上皮细胞覆盖，无腺体。阴道肌层由两层平滑肌纤维构成，外层纵行，内层环行，在肌层的外面有一层纤维组织膜，含多量弹力纤维及少量平滑肌纤维。

阴道黏膜受性激素影响有周期性变化。幼女及绝经后妇女的阴道黏膜上皮甚薄，皱襞少，伸展性小，易创伤、易出血。阴道壁因富有静脉丛，故局部受损伤后出血量多或形成血肿。

2.1.2.2　子宫

子宫壁厚、腔小是以肌肉为主的器官。腔内覆盖黏膜称子宫内膜，青春期后受性激素影响发生周期性改变并产生月经；妊娠期孕育胎儿。

（1）形态

成人的子宫为前后略扁的倒置梨形，重 50g，长 7~8cm，宽 4~5cm，厚 2~3cm，宫腔容量 5ml。子宫上部较宽为宫体，其上部隆突部分为宫底，两侧为宫角，子宫下部成圆柱形为宫颈。宫腔上宽下窄，子宫体与宫颈间最狭窄处为峡部，在非孕期长 1cm，其上端形态上较为狭窄，成为解剖学内口；其下端为子宫内膜组织向宫颈黏膜转化的部位,故称为组织学内口。宫颈管长 2.5~3cm,下端为宫颈外口。宫颈下端伸入阴道内的部分叫宫颈阴道部,阴道以上的部分叫宫颈阴道上部。未产妇的宫颈外口呈圆形,已产妇的宫颈外口受分娩影响而形成横裂。

(2)组织结构宫体和宫颈的结构不同

① 宫体:宫体壁由三层组织构成,外层为浆膜层(脏腹膜),中间层为肌层,内层为子宫内膜。子宫内膜为一层粉红色黏膜组织,从青春期开始受卵巢激素影响,其表面 2/3 能发生周期性变化,称功能层;余下 1/3 靠近子宫肌层的内膜无周期性变化,称基底层。子宫肌层厚,非孕时厚约 0.8cm。肌层由平滑肌束及弹力纤维所组成。肌束纵横交错如网状,大致分三层:外层多纵行,内层环行,中层多各方交织,也有人称为“外纵、内环、中交叉”。肌层中含血管,子宫收缩时血管被压缩,能有效制止产后子宫出血。

② 宫颈:主要由结缔组织构成,亦含有平滑肌纤维、血管及弹力纤维。宫颈管黏膜上皮细胞呈单层高柱状,黏膜层有许多腺体能分泌碱性黏液,形成宫颈管内的黏液栓,将宫颈管与外界隔开。宫颈阴道部为复层鳞状上皮覆盖,表面光滑。宫颈外口柱状上皮与鳞状上皮交界处是宫颈癌的好发部位,并受激素影响发生周期性外移。

③ 位置:子宫位于盆腔中央,膀胱与直肠之间,下端接阴道,两侧有输卵管和卵巢。子宫的正常位置呈轻度前倾前屈位,主要靠子宫韧带及骨盆底肌和筋膜的支托作用。

④ 子宫韧带共有四对:圆韧带、阔韧带、主韧带及子宫骶韧带。若上述韧带、骨盆底肌和筋膜薄弱或受损伤,可导致子宫位置异常,形成不同程度的盆腔脏器脱垂。

2.1.2.3　输卵管

输卵管为卵子与精子相遇的场所,也是向宫腔运送受精卵的管道。为一对细长而弯曲的管,位于子宫阔韧带的上缘内,内侧与宫角相连通,外端游离,与卵巢接近。全长 8~14cm。根据输卵管的形态由内向外可分为四部分,分别为间质部、峡部、壶腹部和伞部。

输卵管壁由三层构成:外层为浆膜层,中层为平滑肌层,内层为黏膜层。内层富含纤毛细胞,其纤毛摆动有助于运送卵子。

2.1.2.4　卵巢

卵巢为一对扁椭圆形的性腺,具有生殖和内分泌功能,产生和排出卵细胞,以及分泌性激素。青春期前,卵巢表面光滑;青春期开始排卵后,表面逐渐凹凸不平;成年妇

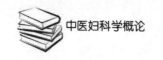

女的卵巢约4cm×3cm×1cm大,重5~6g,呈灰白色;绝经后卵巢萎缩变小变硬。卵巢外侧以骨盆漏斗韧带连于骨盆壁,内侧以卵巢固有韧带与子宫连接。

卵巢表面无腹膜,由单层立方上皮覆盖,称表层上皮;其内有一层纤维组织,称卵巢白膜。再往内为卵巢组织,分皮质与髓质。皮质在外层,其中有数以万计的原始卵泡(又称始基卵泡)及致密结缔组织;髓质在中心,无卵泡,含疏松结缔组织及丰富血管、神经、淋巴管及少量与卵巢悬韧带相连续、对卵巢运动有作用的平滑肌纤维。

上述内生殖器官在妊娠期间胚胎形成过程中发挥重要作用:

排卵期成熟的卵细胞由卵巢排出,输卵管伞端"拾卵",卵子进入输卵管的壶腹部。此时宫颈黏液栓变得稀薄,适宜精子进入。

性交后精液进入阴道后穹隆,部分精子游走,通过宫颈管、宫腔,进入输卵管。

在输卵管峡部与壶腹部交界处,精子与卵细胞融合成为一个新的合体细胞,此过程称为受精。一次射精虽能排出数以亿计的精子,但最后能到达受精部位的很少。精子在女性生殖道内的授精能力大约只能保持48小时。

受精卵在输卵管的蠕动和纤毛的作用下,逐渐运行至子宫腔,并同时进行受精卵的细胞分裂。受精卵的发育与运行是同时进行的。由于输卵管管壁肌肉的蠕动及输卵管黏膜纤毛的摆动,受精卵渐渐向子宫腔方向移动,在受精后3~4天到达宫腔。

在受精后第7~8天,受精卵发育为囊胚或胚泡,其滋养层细胞与子宫内膜接触。胚泡经过定位、黏着和穿透三个阶段,植入子宫内膜,成为着床。子宫仅在一个极短的关键时期内允许胚泡着床,此时期为子宫的敏感期或接受期。

在受精后9~10天,内细胞团很快增殖与分化,分裂成两层,即外胚层与内胚层。两层细胞分裂都很快,并再各形成一空腔,即羊膜腔与卵黄囊,二者之间的组织称为胚盘,将来分化成为胎儿身体各部分。受精后第三周开始,胚盘逐渐分化为内、外、中三胚层,胚胎形成。

2.1.3 阴道微生态环境

在女性外阴部位,两侧大阴唇自然合拢,遮掩阴道口、尿道口;阴道口闭合,阴道前后壁紧贴。女性阴道壁是由完整的复层鳞状上皮细胞构成,这些上皮细胞能随着体内雌激素水平的上升而不断增殖、加厚,并随内分泌周期的变化而周期性脱落。阴道内没有发现分泌性腺体,但分泌物可来自前庭大腺、尿道旁腺、宫颈黏液、子宫内膜和输卵管等部位。健康女性阴道分泌物呈酸性,宫颈黏液栓呈碱性。这些解剖生理特点形成了自然的防御功能。

在正常阴道菌群中,乳杆菌占优势。乳杆菌为革兰氏阳性杆菌,微需氧,但在厌氧环境下生长更好,最适生长温度为 35~38℃。健康妇女阴道内可分离出 20 多种乳杆菌。阴道内正常存在的乳杆菌对维持阴道正常菌群起着关键的作用。阴道鳞状上皮细胞内的糖原经乳杆菌的作用,分解成乳酸,使阴道局部形成弱酸性环境($pH≤4.5$,多在 3.8~4.4),可以抑制其他寄生菌的过度生长。因此,正常情况下女性的外阴护理清洗外阴即刻,不应进行阴道内清洗,以防破坏阴道微生态环境。一旦破坏阴道酸碱平衡,可能诱发阴道炎或阴道病。

2.1.4 邻近器官

女性生殖器官与骨盆腔其他器官不仅在位置上互相邻接,而且血管、淋巴及神经也相互密切联系。当某一器官有病变时,如创伤、感染、肿瘤等,易累及邻近器官。

2.1.4.1 尿道

尿道介于耻骨联合和阴道前壁之间。尿道内括约肌为不随意肌,尿道外括约肌为随意肌,且与会阴深横肌密切联合。由于女性尿道短而直,又接近阴道,易引起泌尿系统感染。

2.1.4.2 膀胱

膀胱为一囊状肌性器官,排空的膀胱为锥体形,位于耻骨联合之后、子宫之前。其大小、形状可因其盈虚及邻近器官的情况而变化。膀胱可分为顶、底、体和颈四部分。膀胱底部黏膜形成一三角区,称膀胱三角。三角的尖向下为尿道内口,三角底的两侧为输尿管口,两口相距约 2.5cm。此部与宫颈及阴道前壁相邻,但正常情况下,其间组织较疏松。由于膀胱充盈可影响子宫及阴道,故妇科检查及手术前必须排空膀胱。膀胱充盈时可凸向骨盆腔甚至腹腔。如合并较大的子宫肌瘤或卵巢肿瘤时,充盈膀胱可将位于其后方的子宫或卵巢"挤出"盆腔,甚至可以在腹部扪及,排空膀胱后脏器位置恢复至盆腔内,腹部无法触及。

2.1.4.3 输尿管

输尿管为一对肌性圆索状长管,起自肾盂,终于膀胱,各长约 30cm,粗细不一,最细部分的内径仅 3~4mm,最粗可达 7~8mm。在施行妇科手术时,应当注意避免损伤输尿管。

2.1.4.4 直肠

直肠位于盆腔后部,其上端在第 3 骶椎平面与乙状结肠相接,向下穿过盆膈,下端

与肛管相连。成人从左侧骶髂关节至肛门全长 15~20cm。肛管长 2~3cm,在其周围有肛门内外括约肌及肛提肌,而肛门外括约肌为骨盆底浅层肌的一部分。因此,妇科手术及分娩处理时均应注意避免损伤肛管、直肠。

2.1.4.5 阑尾

阑尾根部连于盲肠的后内侧壁,远端游离,长 7~9cm,通常位于右髂窝内。但其位置、长短、粗细变化颇大,有的下端可达右侧输卵管及卵巢部位,而妊娠期阑尾位置又可随妊娠月份增加而逐渐向上外方移位。因此,妇女患阑尾炎时有可能累及子宫附件,应注意鉴别诊断。

2.1.5 骨盆

女性骨盆是胎儿阴道娩出时必经的骨性产道,其大小、形态对分娩有直接影响。

2.1.5.1 骨盆的组成

(1)骨盆的骨骼

骨盆由骶骨:5~6 块骶椎、尾骨:4~5 块尾椎、髋骨:2 块,每块髋骨又由髂骨、坐骨、耻骨融合而成。

(2)骨盆的关节

① 耻骨联合:两耻骨之间有纤维软骨,形成耻骨联合,位于骨盆的前方。

② 骶髂关节:骶骨和髂骨之间,在骨盆后方。

③ 骶尾关节:骶尾关节为骶骨与尾骨的联合处。

骶尾关节活动度与分娩有关。

(3)骨盆的韧带骨盆各部之间的韧带中有两对重要的韧带

一对是骶结节韧带骶、尾骨与坐骨结节之间。

一对是骶棘韧带骶、尾骨与坐骨棘之间。

骶棘韧带宽度即坐骨切迹宽度,是判断中骨盆是否狭窄的重要指标,妊娠期受激素影响,韧带较松弛,各关节的活动性亦稍有增加,有利于分娩时胎儿通过骨产道。

2.1.5.2 骨盆的分界

髂耻线耻骨联合上缘、髂耻缘及骶岬上缘的连线,将骨盆分为假骨盆和真骨盆两部分。

假骨盆(大骨盆):分界线以上。前:腹壁下部,两侧:髂骨翼,后:第五腰椎。

假骨盆与产道无直接关系,但假骨盆某些径线的长短关系到真骨盆的大小,测量假骨盆的这些径线可作为了解真骨盆的参考(详见骨盆测量)。

真骨盆(小骨盆,骨产道):位于骨盆分界线之下,是胎儿娩出的通道。

真骨盆有上、下两口:

骨盆入口:将 X 线管向头侧倾斜 35°,中心线经耻骨联合中点至胶片中点;由此位可观察骶髂关节上端双侧关节间隙的对比情况,由髂骨后方向内、向背侧旋转变化的程度,髂骨侧有无骨折,骶髂关节间隙有无碎骨片,耻骨支粉碎骨折向骨盆内移位的程度。

骨盆出口:向足侧倾斜 35°,中心线经两侧髂前上棘连线中点至胶片中点;显示骨盆前环、侧壁和后环的情况,前环的裂纹骨折、后环的骶骨骨折和髂骨骨折均可清晰显示。

骨盆腔的后壁:骶骨与尾骨。

2.1.5.3　骨盆的类型

根据骨盆形状分为四种类型。

(1)女型

骨盆入口呈横椭圆形,髂骨翼宽而浅,入口横径较前径稍长,耻骨弓较宽,两侧坐骨棘间径 ≥10cm。最常见,为女性正常骨盆。在我国妇女骨盆类型中占 52% ~ 58.9%。

(2)男型

骨盆入口略呈三角形,两侧壁内聚,坐骨棘突出,耻骨弓较窄,骶坐切迹呈高弓形,骶骨较直而前倾,致出口后矢状径较短。呈漏斗形,易至难产。较少见,1% ~ 3.7%。

(3)类人猿型

骨盆入口呈长椭圆形,骨盆入口、中骨盆和骨盆的出口横径均缩短,前后径稍长。

(4)扁平型

骨盆入口前后径短而横径长,呈扁椭圆形。耻骨宽,骶骨失去正常弯度,变直向后翘或深弧型,故骨短而骨盆浅。

2.1.6　女性生殖系统生理

2.1.6.1　妇女一生各阶段的生理特点

女性从新生儿到衰老是渐进的生理过程,也是下丘脑—垂体—卵巢轴功能发育、成熟和衰退的过程。妇女一生根据其生理特点可按年龄划分为几个阶段,但并无截然界限,可因遗传、环境、营养等条件影响而有个体差异。

新生儿期:出生后 4 周内称新生儿期。

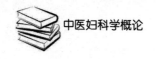

儿童期:从出生 4 周到 12 岁左右称儿童期。

青春期:从月经初潮至生殖器官逐渐发育成熟的时期称青春期。

性成熟期:一般自 18 岁左右开始,历时约 30 年,性成熟期又称生育期。

围绝经期:卵巢功能逐渐衰退,生殖器官亦开始萎缩向衰退变更。曾称为更年期,此期长短不一,因人而异。

老年期:一般 60 岁后妇女机体逐渐老化,进入老年期。

2.1.6.2　月经及月经期的临床表现

(1)月经的定义

月经是指随卵巢的周期性变化,子宫内膜周期性脱落及出血。是生殖功能成熟的标志之一。

(2)月经初潮

月经第一次来潮称月经初潮。多在 13~15 岁之间,但可能早在 11~12 岁,或迟至 17~18 岁。

(3)月经周期

出血的第 1 日为月经周期的开始,两次月经第 1 日的间隔时间称一个月经周期,一般 28~30 日为一个周期。

(4)月经持续时间及出血量

正常月经持续时间为 2~7 日,多数为 3~6 日。多数学者认为每月失血量超过 80ml 即为病理状态。

(5)月经血的特征

月经血一般呈暗红色除血液外,还有子宫内膜碎片、宫颈黏液及脱落的阴道上皮细胞。

月经血的主要特点是不凝固,但在正常情况下偶尔亦有些小凝块。

月经血内缺乏纤维蛋白及纤维蛋白原,主要是由于纤维蛋白的溶解。开始剥落的子宫内膜中含有活化物质混入经血内,使经血中的纤溶酶原激活转变为纤溶酶,纤维蛋白在纤溶酶的作用下裂解为流动的分解产物。同时内膜组织含有其他活性酶,能破坏许多凝血因子(如凝血因子 1、Ⅴ、Ⅶ、Ⅷ),也妨碍血液凝固,以致月经血变成液体状态排出。

(6)月经期的症状

下腹及腰背部下坠感,个别可有膀胱刺激症状(如尿频)、轻度神经系统不稳定症状(如头痛、失眠、精神忧郁、易于激动)、胃肠功能紊乱(如食欲不振、恶心、呕吐、便秘或腹泻)以及鼻黏膜出血、皮肤痤疮等,但一般并不严重,不影响妇女的工作和学习。

2.1.6.3 卵巢功能及其周期性变化

(1)卵巢功能

巢是女性生殖内分泌腺,有两种主要功能:一为产生卵子并排卵;另一为合成并分泌类固醇激素和多肽激素。

(2)卵巢的周期性变化

从青春期开始到绝经前,卵巢在形态和功能上发生周期性变化称卵巢周期,其主要变化如下:

① 卵泡期:

自月经第 1 日至卵泡发育成熟称卵泡期,需 10~14 日。此期由卵泡颗粒细胞和内膜细胞分泌雌激素。随着卵泡的增大,雌激素增多,排卵前达到高峰,这是雌激素的第 1 个高峰。

1 批始基卵泡→1 个成熟卵泡(在发育过程中只有一个成熟卵泡,其他的卵泡在发育的不同阶段形成闭锁卵泡——雄激素促进非优势卵泡闭锁并提高性欲)。

卵子直径为 15~20mm,排卵剩余的组织形成黄体,有排卵才有黄体,没有排卵就没有黄体。排卵是受精的前提,所以受精以后要保胎,因此黄体分泌孕激素用来保胎。卵子不受精,黄体的寿命只有 14 天,在排卵后 7~8 天长到最大,9~10 天开始退化,14 天就完全退化,形成瘢痕(白体)。

黄体萎缩→激素撤退→月经来潮,月经来潮是月经周期的第 1 天。

受孕后→需要孕激素的支持,所以黄体不萎缩,继续增大→维持 8~10 周(妊娠黄体)→黄体不死,月经不来潮→对应怀孕反应之停经。

② 排卵:

多发生在下次月经来潮前 14 日左右。

③ 黄体期:

排卵日至月经来潮为黄体期,一般为 14 日。黄体于排卵后 7~8 日达高峰(孕激素高峰和第二个雌激素高峰),9~10 日开始退化成白体。此期由黄体细胞分泌雌激素和孕激素。

2.1.6.4 子宫内膜及生殖器其他部位的周期性变化

卵巢的周期性变化使女性生殖器发生一系列周期性变化,尤以子宫内膜的周期性变化最显著。

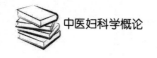

（1）内膜的周期性变化

① 子宫内膜的组织学变化:其组织形态的周期性改变可分为三期。

增生期:在雌激素作用下,子宫内膜上皮与间质细胞呈增生状态,称增生期。

分泌期:黄体形成后,在孕激素作用下,使子宫内膜呈分泌反应,称分泌期。

月经期:在月经周期第1~4日。变性、坏死的内膜与血液相混而排出,形成月经血。

② 子宫内膜的生物化学研究。

（2）其他部位的周期性变化

① 黏膜的周期性变化。

② 宫颈黏液的周期性变化:月经净后,宫颈管分泌的黏液量很少。排卵期黏液分泌量增加,黏液稀薄、透明。若将黏液作涂片检查,干燥后可见羊齿植物叶状结晶。排卵后,黏液分泌量逐渐减少,质地变黏稠而混浊,拉丝度差,易断裂。涂片检查时结晶逐步模糊,至月经周期第22日左右完全消失,而代之以排列成行的椭圆体。

③ 输卵管的周期性变化:雌、孕激素的协同作用,保证受精卵在输卵管内的正常运行。

2.1.6.5 下丘脑—垂体—卵巢轴的相互关系

可控制女性发育、正常月经和性功能,因此又称性腺轴。性腺轴的功能调节是通过神经调节和激素反馈调节实现。卵巢性激素对下丘脑—垂体分泌活动的调节作用称为反馈性调节作用。下丘脑的不同部位对性激素作用的反应性不同。使下丘脑兴奋,分泌性激素增多者称正反馈;反之,使下丘脑抑制,分泌性激素减少者称负反馈。大量雌激素抑制下丘脑分泌 FSH-RH（负反馈）;同时又兴奋下丘脑分泌 LH-RH（正反馈）。大量孕激素对 LH-RH 起抑制作用（负反馈）。参与机体内环境和物质代谢的调节。

神经内分泌活动还受到大脑高级中枢调控。在下丘脑促性腺激素释放激素的制下,腺垂体分泌 FSH 和 LH,卵巢性激素依赖于 FSH 和 LH 的作用,而子宫内膜的周期变化又受卵巢分泌的性激素调控。下丘脑的神经分泌细胞分泌尿促卵泡素,释放激素与黄体生成激素释放激素,二者可通过下丘脑与脑垂体之间的门静脉系统进入腺垂体,垂体在下丘脑所产生的激素控制下分泌 FSH 与 LH。能刺激成熟卵泡排卵,促使排卵后的卵泡变成黄体,并产生孕激素与雌激素。

2.2　女性的生理基础

2.2.1　冲任督带四脉与胞宫

胞宫是体现妇女生理特点的重要器官,它与脏腑有密切的经络联系和功能联系。冲、任、督、带四脉属"奇经",胞宫为"奇恒之府",冲、任、督三脉下起胞宫,上与带脉交会,冲、任、督、带又上连十二经脉,因此胞宫的生理功能主要与冲、任、督、带四脉的功能有关,从而使冲、任、督、带四脉在妇女生理中具有重要的地位。"奇经"不同于十二正经,别道奇行,无表里配属,不与五脏六腑直接联通。从中医学经典理论中可以总结出冲、任、督、带四脉有四个共同特点。

第一,从形态上看,冲、任、督、带四脉属经络范畴,而有经络形象。即经有路径之意,是纵横的干线;络有网络之意,是经的分支,如罗网维络,无处不至。

第二,从功能上看,冲、任、督、带四脉有湖泽、海洋一样的功能。如《难经》说:"其奇经八脉者……比于圣人图设沟渠,沟渠满溢,流于深湖,故圣人不能拘通也。"《奇经八脉考》更明确地说:"盖正经犹夫沟渠,奇经犹夫湖泽,正经之脉隆盛,则溢于奇经。"即十二经脉中气血旺盛流溢于奇经,使奇经蓄存着充盈的气血。

第三,冲、任、督、带四脉是相互联通的。《素问·痿论》记载:"冲脉者,经脉之海也……皆属于带脉,而络于督脉。"说明冲、带、督三脉相通。《灵枢·五音五味》记载:"冲脉、任脉皆起于胞中……会于咽喉,别而络唇口。"说明冲、任二脉相通。《素问·骨空论》记载:"督脉者……其少腹直上者,贯脐中央,上贯心入喉,上颐环唇,上系两目之下中央。"说明督、任脉相通。综前所述,冲、任、督、带四脉都是相通的,这对调节全身气血,渗灌溪谷,濡润肌肤,协调胞宫生理功能都有重要意义。

第四,流蓄于冲、任、督、带四脉的气血不再逆流于十二正经。《难经》说:"人脉隆盛,人于八脉而不环周,故十二经不能拘之。"徐灵胎说:"不环周,言不复归于十二经也。"都明确阐述了奇经气血不再逆流于十二正经的理论观点,这犹如湖海之水不能逆流于江河、沟渠一样。

为了进一步阐述冲、任、督、带四脉在妇科理论中的地位,下面将从胞宫与各脉、脏腑的经络联系及功能联系两个方面具体说明。

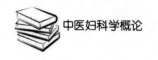

2.2.1.1　冲脉与胞宫

（1）冲脉与胞宫的经络联系

《灵枢·五音五味》说冲脉"起于胞中"，这就明确了冲脉与胞宫的经络联系。冲脉循行，有上行、下行支，有体内、体表支，其体表循行支出于气街（气冲穴）。

冲脉为奇经，它的功能是以脏腑为基础的。《灵枢·逆顺肥瘦》记载："夫冲脉者，五脏六腑之海也……其上者，出于颃颡，渗诸阳……其下者，注少阴之大络，出于气街……其下者，并于少阴之经，渗三阴……渗诸络而温肌肉。"说明冲任上行支与诸阳经相通，使冲脉之血得以温化；又一支与足阳明胃经相通，故冲脉得到胃气的濡养；其下行支与肾脉相并而行，使肾中真阴滋于其中；又其"渗三阴"，自然与肝脾经脉相通，故取肝脾之血以为用。

另外，冲脉与足阳明胃经关系十分密切。胃为多气多血之腑，《灵枢·经脉》说：胃经"从缺盆下乳内廉，下挟脐，人气街中"，《素问·骨空论》说："冲脉者，起（出）于气街"，还有《难经译释》原文说："冲脉者，起（出）于气冲，并足阳明之经，挟脐上行，至胸中而散也"，都明确指出冲脉与阳明经会于气街，并且关系密切，故有"冲脉隶于阳明"之说。

（2）冲脉与胞宫的功能联系

冲脉"渗诸阳""渗三阴"，与十二经相通，为十二经气血汇聚之所，是全身气血运行的要冲，而有"十二经之海""血海"之称。因此，冲脉之精血充盛，才能使胞宫有行经、胎孕的生理功能。

2.2.1.2　任脉与胞宫

（1）任脉与胞宫的经络联系

任脉亦"起于胞中"，确定了任脉与胞宫的经络联系。任脉循行，下出会阴，向前沿腹正中线上行，至咽喉，上行环唇，分行至目眶下。

同样，任脉的功能也是以脏腑为基础的。《灵枢·经脉》说："足阳明之脉……挟口环唇，下交承浆。"说明任脉与胃脉交会于承浆，任脉得胃气濡养。肝足厥阴之脉，"循股阴入毛中，过阴器，抵少腹"，与任脉交会于"曲骨"；脾足太阴之脉，"上膝股内前廉，人腹"，与任脉交会于"中极"；肾足少阴之脉。上膝股内后廉，贯脊属肾络膀胱"，与任脉交会于"关元"。故任脉与肝、脾、肾三经分别交会于"曲骨""中极""关元"，取三经之精血以为养。

(2)任脉与胞宫的功能联系

任脉,主一身之阴,凡精、血、津、液等阴精都由任脉总司,故称"阴脉之海"。王冰说:"谓任脉者,女子得之以妊养也",故任脉又为人体妊养之本而主胞胎。任脉之气通,才能使胞宫有行经、胎孕等生理功能。

2.2.1.3　督脉与胞宫

(1)督脉与胞宫的经络联系

唐·王冰在《黄帝内经》注解里说:"督脉,亦奇经也。然任脉、冲脉、督脉者,一源三歧也……亦犹任脉、冲脉起于胞中也。"此说被后世医家所公认,如李时珍《奇经八脉考》说:"督乃阳脉之海,其脉起于肾下胞中",因此督脉也起于胞中。督脉循行,下出会阴,沿脊柱上行,至项风府穴处络脑,并由项沿头正中线向上、向前、向下至上唇系带龈交穴处。

督脉的功能也是以脏腑为基础的。《灵枢·经脉》说督脉与肝脉"会于巅",得肝气以为用,肝藏血而寄相火,体阴而用阳;《素问·骨空论》记载督脉"合少阴上股内后廉,贯脊属肾",与肾相通,而得肾中命火温养;又其脉"上贯心人喉",与心相通,而得君火之助。且督脉"起于目内眦",与足太阳相通,行身之背而主一身之阳,又得相火、命火、君火之助,故称"阳脉之海"。

(2)督脉与胞宫的功能联系

任督二脉互相贯通,即二脉同出于"会阴",任行身前而主阴,督行身后而主阳,二脉于龈交穴交会,循环往复,维持着人体阴阳脉气的平衡,从而使胞宫的功能正常。同时《素问·骨空论》称督脉生病"其女子不孕",可见督脉与任脉共同主司女子的孕育功能。

2.2.1.4　带脉与胞宫

(1)带脉与胞宫的经络联系

《难经》说:"带脉者,起于季胁,回身一周",说明带脉横行于腰部,总束诸经。《素问·痿论》说:"冲脉者……皆属于带脉,而络于督脉"。王冰说:"任脉自胞上过带脉贯脐而上"。可见横行之带脉与纵行之冲、任、督三脉交会,并通过冲、任、督三脉间接地下系胞宫。

带脉的功能也是以脏腑为基础的。《针灸甲乙经》说:"维道……足少阳、带脉之会";《素问·痿论》说:"足阳明为之长,皆属于带脉";前述足太阳与督脉相通、督带相通,则足;太阳借督脉通于带脉;《灵枢·经别》说:"足少阴之正……当十四椎(肾俞),

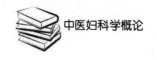

出属带脉"；又因带脉与任、督相通,也足能与肝、脾相通。由此带脉与足三阴、足三阳诸经相通已属可知,故带脉取肝、脾、肾等诸行之气血以为用。

（2）带脉与胞宫的功能联系

带脉取足三阴、足三阳等诸经之气血以为用,从而约束冲、任、督三脉,维持胞宫生理活动。

上列叙述,说明冲、任、督三脉下起胞宫,上与带脉交会,冲、任、督、带又上连十二经脉,而与脏腑相通,从而把胞宫与整体经脉联系在一起。正因为冲、任、督、带四脉与十二经相通,并存蓄十二经之气血,所以四脉支配胞宫的功能是以脏腑为基础的。

2.2.2　脏腑与胞宫

人体的卫、气、营、血、津、液、精、神都是脏腑所化生的,脏腑的功能活动是人体生命的根本。胞宫的行经、胎孕的生理功能是由脏腑的滋养实现的。这里通过对脏腑功能和经脉的论述阐明脏腑功能是如何作用于胞宫的。

2.2.2.1　肾与胞宫

（1）经络上的联系

肾与胞宫有一条直通的经络联系,即《素问·奇病论》说的"胞络者,系于肾"。又肾脉与任脉交会于"关元",与冲脉下行支相并而行,与督脉同是"贯脊属肾",所以肾脉又通过冲、任、督三脉与胞宫相联系。

（2）功能上的联系

肾为先天之本,元气之根,主藏精气,是人体生长、发育和生殖的根本;而且精又为化血之源,直接为胞宫的行经、胎孕提供物质基础。肾主生殖,而胞宫的全部功能就是生殖功能,由此可见肾与胞宫功能是一致的。

因此,肾与胞宫两者之间由于有密切的经络联系和功能上的一致性,所以关系最为密切。女子发育到一定时期后,肾气旺盛,肾中真阴——天癸承由先天,而逐渐生化、充实,才促成胞宫有经、孕、产、育的生理功能。

2.2.2.2　肝与胞宫

（1）经络上的联系

肝脉与任脉交会于"曲骨",又与督脉交会于"百会",与冲脉交会于"三阴交",可见肝脉通过冲、任、督三脉与胞宫相联系。

（2）功能上的联系

肝有藏血和调节血量的功能,主疏泄而司血海,而胞宫行经和胎孕的生理功能,恰是以血为用的,因此,肝对胞宫的生理功能有重要的调节作用。

2.2.2.3 脾与胞宫

(1)经络上的联系

脾脉与任脉交会于"中极",又与冲脉交会于"三阴交",可见脾脉通过冲、任二脉与胞宫相联系。

(2)功能上的联系

脾为气血生化之源,内养五脏,外濡肌肤,是维护人体后天生命的根本。同时脾司中气,其气主升,对血液有收摄、控制的作用,就是后世医家所说的"统血""摄血"。脾司中气的主要功能在于"生血"和"统血",而胞宫的经、孕、产、育都是以血为用的,因此,脾所生、所统之血,直接为胞宫的行经、胎孕提供物质基础。

2.2.2.4 胃与胞宫

(1)经络上的联系

胃脉与任脉交会于"承浆",与冲脉交会于"气冲",可见胃脉通过冲、任二脉与胞宫相联系。

(2)功能上的联系

胃主受纳,腐熟水谷,为多气多血之腑,所化生的气血为胞宫之经、孕所必需,因此,胃中的谷气盛,则冲脉、任脉气血充盛,与脾一样为胞宫的功能提供物质基础。

2.2.2.5 心与胞宫

(1)经络上的联系

心与胞宫有一条直通的经络联系,即《素问·评热病论》所说:"胞脉者属心而络于胞中",又《素问·骨空论》说:督脉"上贯心入喉",可见心又通过督脉与胞宫相联系。

(2)功能上的联系

心主神明和血脉,统辖一身上下,因此,胞宫的行经、胎孕的功能正常与否,和心的功能有直接关系。

2.2.2.6 肺与胞宫

(1)经络上的联系

《灵枢·营气》说:"上额,循巅,下项中,循脊,入骶,是督脉也,络阴器。上过毛中,入脐中,上循腹里,入缺盆,下注肺中",可见肺与督、任脉是相通的,并藉督、任二脉与胞宫相联系。

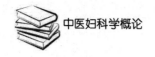

（2）功能上的联系

肺主一身之气,有"朝百脉"和"通调水道"而输布精微的作用,机体内的精、血、津、液皆赖肺气运行,因此,胞宫所需的一切精微物质,是由肺气转输和调节的。

上述说明了脏腑与胞宫有密切的经络联系和功能联系,胞宫的生理功能是脏腑功能作用的结果。

2.2.3 天癸的生理基础与作用

天癸,作为中医学术语,最早见于《素问·上古天真论》。天癸由于具有特殊的生理作用,使其在中医妇产科学的理论中占有重要地位。

2.2.3.1 天癸的生理基础

天癸,源于先天,藏之于肾,受后天水谷精微的滋养。人体发育到一定时期,肾气旺盛,肾中真阴不断得到充实,天癸逐渐成熟。根据《内经》的记载,男女都有天癸。《素问·上古天真论》说:"女子七岁,肾气盛,齿更发长;二七而天癸至,任脉通,太冲脉盛,月事以时下,故有子;三七肾气平均,故真牙生而长极……七七任脉虚,太冲脉衰少,天癸竭,地道不通,故形坏而无子也。丈夫八岁,肾气实,发长齿更;二八肾气盛,天癸至,精气溢写(泻),阴阳和,故能有子;三八肾气平均,筋骨劲强,故真牙生而长极……七八……八八天癸竭,精少,肾脏衰,形体皆极,则齿发去。"说明天癸不仅是男女皆有,并直接参与男女的生殖生理活动。同时在天癸"至"与"竭"的过程中,人体发生了生、长、壮、老的变化。因此,可以认为天癸是一种能促进人体生长、发育和生殖的物质。

在诸医家论述中,明·马莳《黄帝内经素问灵枢注证发微》说:"天癸者,阴精也,盖肾属水,癸亦属水,由先天之气蓄极而生,故谓阴精为天癸也。"明·张景岳《类经》说:"天癸者,言天一之阴气耳,气化为水,因名天癸,此先圣命名之精而诸贤所未察者。其在人身,是为元阴,亦曰元气。人之未生,则此气蕴于父母,是为先天之元气;人之既生,则此气化于吾身,是为后天之元气。第气之初生,真阴甚微,及其既盛,精血乃王(旺),故女必二七、男必二八而后天癸至。天癸既至,在女子则月事以时下,在男子则精气溢泻,盖必阴气足而后精血化耳。"这里进一步说明了天癸即先天之精。又《内经》说:"肾者主水,受五脏六腑之精而藏之",所以肾中之天癸也受后天水谷之精的滋养。对天癸属阴精的物质性来说,可以理解为"元阴";对天癸的功能上的动力作用,可以理解为"元气",明确了天癸是物质与功能的统一体。

2.2.3.2　天癸的生理作用

对女性来说,天癸的生理作用主要表现在它对冲任、胞宫的作用方面。"天癸至"则"月事以时下,故有子","天癸竭,则地道不通,故形坏而无子也",说明天癸是促成月经产生和孕育胎儿的重要物质,即在天癸"至"与"竭"的生命过程中,天癸始终存在,并对冲任、胞宫起作用。因此天癸通达于冲、任经脉,不仅促使胞宫生理功能出现,而且是维持胞宫行经、胎孕正常的物质。

综上所述,天癸源于先天,为先天之精,藏之于肾,受后天水谷精微的滋养,是促进人体生长、发育和生殖的物质。人体发育到一定时期,肾气旺盛,肾中真阴不断得到充实,天癸逐渐成熟,在妇女生理活动中,始终对冲任、胞宫起作用。

2.2.4　气血对胞宫的生理作用

气血是人体一切生命活动的物质基础,经、孕、产、乳无不以血为本,以气为用。气血二者之间也是互相依存、互相协调、互相为用的,《女科经纶》说:"血乃气之配,其升降、寒热、虚实,一从乎气。"故有"气为血之帅,血为气之母"的说法。《圣济总录》说:"血为荣,气为卫……内之五脏六腑,外之百骸九窍,莫不假此而致养。矧妇人纯阴,以血为本,以气为用,在上为乳饮,在下为月事。"月经为气血所化,妊娠需气血养胎,分娩靠血濡气推,产后则气血上化为乳汁以营养婴儿。气血由脏腑化生,通过冲、任、督、带、胞络、胞脉运达胞宫,在天癸的作用下,为胞宫的行经、胎孕、产育及上化乳汁提供基本物质,完成胞宫的特殊生理功能。

2.3　女性的特殊生理

2.3.1　月经

胞宫周期性地出血,月月如期,经常不变,称为"月经"。因它犹如月亮的盈亏,海水之涨落,有规律和有信征地一月来潮一次,故又称它为"月事""月水""月信"等。明·李时珍说:"女子,阴类也,以血为主,其血上应太阴,下应海潮。月有盈亏,潮有朝夕,月事一月一行,与之相符,故谓之月水、月信、月经。"

2.3.1.1　月经的生理现象

健康女子到了 14 岁左右,月经开始来潮。月经第一次来潮,称为初潮。月经初潮

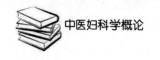

年龄可受地区、气候、体质、营养及文化的影响提早或推迟,在我国女子初潮年龄早至11周岁,迟至18周岁,都属正常范围。健康女子一般到49岁左右月经闭止,称为"绝经"或"断经"。在我国,女子46~52岁期间绝经,都属正常范围。

月经从初潮到绝经,中间除妊娠期、哺乳期外,月经都是有规律地按时来潮。正常月经是女子发育成熟的标志之一。正常月经周期一般为28天左右,但在21~35天也属正常范围。经期,指每次行经持续时间,正常者为3~7天,多数为4~5天。经量,指经期排出的血量,一般行经总量为50~80ml;经期每日经量,第一天最少,第二天最多,第三天较多,第四天减少。经色,指月经的颜色,正常者多为暗红色;由于受经量的影响,所以月经开始时的颜色较淡,继而逐渐加深,最后又转呈淡红。经质,指经血的质地,正常经血应是不稀不稠,不凝结,无血块,也无特殊气味。经期一般无不适感觉,仅有部分妇女经前和经期有轻微的腰酸,小腹发胀,情绪变化等,也属正常现象。

由于年龄、体质、气候变迁、生活环境等影响,月经周期、经期、经量等有时也会有所改变。当根据月经不调之久暂、轻重、有症、无症而细细辨之,不可概作常论,贻误调治良机。

此外,有月经惯常二月一至的,称为"并月";三月一至的,称为"居经"或"季经";一年一行的,称为"避年";终生不行经而能受孕的,称为"暗经"。还有受孕之初,按月行经而无损于胎儿的,称为"激经""盛胎""垢胎"。根据避年、居经、并月的最早记载,即晋·王叔和著《经脉》所述,避年、居经、并月应属病态,后世《诸病源候论》《本草纲目》等也认为是病态或异常,只有《医宗金鉴》将并月、居经、避年列为月经之常,似不切实际。

2.3.1.2 月经的产生机理

月经的产生机理,是妇女生理方面的重要理论。在了解女性生殖脏器(胞宫)、冲任督带与胞宫、脏腑与胞宫、天癸等理论基础上,根据《素问·上古天真论》"女子七岁,肾气盛,齿更发长;二七而天癸至,任脉通,太冲脉盛,月事以时下"的记载,可以明确月经产生的主要过程及其环节,即"肾气—天癸—冲任—胞宫"的作用机制。

(1)肾气盛

肾藏精,主生殖。女子到了14岁左右,肾气盛,则先天之精,化生的天癸在后天水谷之精的充养下最后成熟,同时通过天癸的作用,促成月经的出现。所以在月经产生的机理中,肾气盛是起主导作用和决定作用的。

(2)天癸至

"天癸至"则"月事以时下","天癸竭,则地道不通",说明天癸是促成月经产生的重要物质。"天癸至"是天癸自肾下达于冲任(自上向下行,曰至),并对冲任发挥重要生理作用。

(3)任通冲盛

"任脉通,太冲脉盛",是月经产生机理的又一重要环节,也是中心环节。"任脉通"是天癸达于任脉(通,达也),则任脉在天癸的作用下,所司精、血、津、液旺盛充沛。"太冲脉盛",王冰说:"肾脉与冲脉并,下行循足,合而盛大,故曰太冲。"说明肾中元阴之气天癸通并于冲脉为"太冲脉"。冲脉盛(盛,音成)是冲脉承受诸经之经血,血多而旺盛。《景岳全书》说:"经本阴血,何脏无之?惟脏腑之血,皆归冲脉,而冲为五脏六腑之血海,故经言太冲脉盛,则月事以时下,此可见冲脉为月经之本也。"因此"太冲脉盛"即天癸通于冲脉,冲脉在天癸的作用下,广聚脏腑之血,使血海盛满。

至此,由于天癸的作用,任脉所司精、血、津、液充沛,冲脉广聚脏腑之血而血盛。冲任二脉相资,血海按时满盈,则月事以时下。血海虽专指冲脉,然冲任二脉同起于胞中又会于咽喉,这里应理解为泛指冲任而言的。

(4)血溢胞宫,月经来潮

月经的产生是血海满盈、满而自溢的理论,因此血溢胞宫,月经来潮。

(5)与月经产生机理有关的因素

这些有关因素,如脏腑、气血和督带二脉参与了月经产生的生理活动。

① 督脉调节,带脉约束:

肾脉通过冲、任、督、带四脉与胞宫相联系,同时冲、任、督、带四脉是相通的。肾所化生的天癸能够作用于冲任,同样可以作用于督带。即在天癸的作用下,督带二脉调节和约束冲任及胞宫的功能,使月经按时来潮。因此,督脉的调节和带脉的约束应该是控制月经周期性的重要因素。

② 气血是化生月经的基本物质:

气血充盛,血海按时满盈,才能经事如期。月经的成分主要是血,而血的统摄和运行有赖于气的调节,同时气又要靠血的营养,输注和蓄存于冲任的气血,在天癸的作用下化为经血。因此在月经产生的机理上,气血是最基本的物质。

③ 脏腑为气血之源:

气血来源于脏腑。在经络上,五脏六腑、十二经脉与冲、任、督、带相连,并藉冲、任、督、带四脉与胞宫相通。在功能上,脏腑之中心主血;肝藏血;脾统血,胃主受纳腐熟,与脾同为生化之源;肾藏精,精化血;肺主一身之气,朝百脉而输布精微。故五脏安和,气血调畅,则血海按时满盈;经事如期?可见脏腑在月经产生的机理上有重要

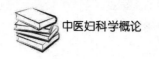

作用。

综前所述,在"肾气—天癸—冲任—胞宫"这一月经产生机理的过程中,肾气化生天癸为主导;天癸是元阴的物质,表现出化生月经的动力作用;冲任受督带的调节和约束,受脏腑气血的资助,在天癸的作用下,广聚脏腑之血,血海按时满盈,满溢于胞宫,化为经血,使月经按期来潮。

2.3.1.3 月经产生机理的临床意义

月经的产生机理集中应用了妇科全部基础理论而成为妇科理论的核心,因此月经的产生机理,对妇科临来的病机和治疗原则的确定有重要的指导意义。

从"肾气—天癸—冲任—胞宫"的月经产生机理中可以看出,肾气在妇女生理活动中起主导作用,而具有特殊地位。所以在治疗妇科疾病时,肾气是时刻要考虑的因素。如月经不调、崩漏、经闭、痛经、胎动不安、滑胎、不孕等多因肾气虚损所致,因此补益肾气是治疗的关键,而又常收到较好的效果。所以补肾是妇科的重要治疗原则。

气血参与月经产生的生理活动,是冲任经脉维持胞宫正常生理活动的基本物质。因此,无论何种原因导致气血失调,如气血虚弱、气滞血瘀、气郁、气虚、血热、血寒等,都能直接影响冲任的功能,导致胞宫发生经、带、胎、产诸病,所以气血失调成为妇科疾病的重要病机。因而调理气血在妇科治疗中占有重要地位,而成为又一治疗原则。

脏腑化生气血,与冲任有密切的经络联系,参与月经产生的生理活动,因此,致病因素导致脏腑功能失常也会影响冲任而使胞宫发生经、带、胎、产诸病,所以脏腑功能失常成为妇科疾病的又一重要病机,其中肾、肝、脾、胃与冲任在经络上和功能上关系最为密切(肾的临床意义已在前面叙及)。肝主疏泄,性喜条达,藏血而司血海;脾司中气而统血,与胃同为气血生化之源。若肝失条达,疏泄无度;或脾气不足,血失统摄;或脾胃虚弱,气血化源不足,都可影响冲任功能而发病。因此在治疗上,疏肝养肝、健脾和胃也成为妇科疾病重要的治疗原则。

在月经产生机理的理论中,中医学的"肾气—天癸—冲任—胞宫"的过程与西医学的"丘脑—垂体—卵巢—子宫"的环路相对应,这为中西医结合治疗月经病,提供了理论根据。从西医角度看,一些属丘脑—垂体—卵巢轴调节障碍的功能性疾病,如月经不调、功血、闭经等月经疾病,运用中医的"补肾气,调冲任"的方法治疗,可收到较好的治疗效果。因此,中医学的月经产生机理具有重要的临床意义。

2.3.2 带下

"带下"一词,首见于《素问·骨空论》。带下有广义和狭义之分,广义带下是泛指妇女经、带、胎、产诸病而言,狭义带下是专指妇女阴中流出一种黏腻液体而言。在狭义带下之中又有生理、病理的不同。本节主要阐述妇女生理性带下的现象与产生机理。

2.3.2.1 带下的生理现象

健康女子,润泽于阴户、阴道内的五色无臭、黏而不稠的液体,称为生理性带下,即如《沈氏女科辑要》引王孟英说:"带下,女子生而即有,津津常润,本非病也。"

生理性带下的量,其量不多,不致外渗。但在月经前期冲任血海将满之时,及妊娠期血聚冲任以养胎元之时,如雾露之溉,润泽丰厚,带下量可明显增多,或少量排出,至于经间期纲组之时,阳生阴长,冲任气血正盛,带下量也可稍增。生理性带下之色,是无色透明的,有的略带白色,所以医籍中有时称"白带"。但世俗所称"白带"多是看到或感觉到量、色、质有改变的带下病,应予严格区分。生理性带下的质地黏而不稠,滑润如膏,无异臭气味。

生理性带下是精液,是肾精下润之液,《素问·逆调论》说:"肾者水脏,主津液。"《灵枢·口问》说:"液者,所以灌精濡空窍者也。"《灵枢,五癃津液别》说:"五谷之津液和合而为膏者,内渗入于骨空,补益脑髓,而下流于阴股。"明确指出液为肾精所化,润滑如膏,具有濡润、补益作用,流于阴股而为带下,充养和濡润前阴空窍。

2.3.2.2 带下的产生机理

在中医学的典籍中已经明确带下的产生与任、督、带等奇经的功能有直接关系。任脉在带下的产生上有重要作用,任脉主一身之阴精,凡人体精、血、津、液都由任脉总司。而任脉所司之精、血、津、液失去督脉的温化就要变为湿浊,任脉所主之阴精失去带脉的约束就要滑脱而下,成为病态。因此任脉化生生理带下这一功能又与督脉的温化、带脉的约束有关。

生理性带下是肾精下润之液。《景岳全书》说:"盖白带出于胞中,精之余也。"《血证论》说:"而胞中之水清和,是以行经三日后,即有胞水……乃种子之的候,无病之月信也。"生理性带下在月经初潮后明显出现,在绝经后明显减少,而且随着月经的周期性变化,带下的量也有周期性改变,因此带下的产生与肾气盛衰、天癸至竭、冲任督带功能正常与否有重要而直接的关系。根据月经产生机理的外延及事实,则生理性带下产生的机理如下:肾气旺盛,所藏五脏六腑之精在天癸作用下,通过任脉到达胞中生成生理性带下,此过程又得到督脉的温化和带脉的约束。

2.3.3 妊娠

从怀孕到分娩这个阶段,称为"妊娠",也称"怀孕"。

2.3.3.1　妊娠的生理现象

妊娠后母体的变化,明显地表现是月经停止来潮,脏腑、经络的阴血,下注冲任,以养胎元。因此妊娠期间整个机体出现"血感不足,气易偏盛"的特点。

妊娠初期,由于血聚于下,冲脉气盛,肝气上逆,胃气不降,则出现饮食偏嗜、恶心作呕、晨起头晕等现象,一般不严重,经过 20 ~ 40 天,症状多能自然消失。另外,妊娠早期,孕妇可自觉乳房胀大。妊娠 3 个月后,白带稍增多,乳头乳晕的颜色加深。妊娠 4 ~ 5 个月后,孕妇可以自觉胎动,胎体逐渐增大,小腹部逐渐膨隆。妊娠 6 个月后,胎儿渐大,阻滞气机,水道不利,常可出现轻度肿胀。妊娠末期,由于胎儿先露部压迫膀胱与直肠,可见小便频数、大便秘结等现象。

另外,妊娠 3 个月后,六脉平和滑利,按之不绝,尺脉尤甚。《金匮要略》说:孕 60 日"妇人得平脉,阴脉小弱。"《备急千金要方》说:"妊娠初时寸微小,呼吸五至;三月而尺数也。"西医学也认为在妊娠 11 周以后循环血量才开始增加,这与中医滑脉出现的时间是一致的。

妊娠后胎儿发育情况,最早在《内经》有记载。《灵枢·经脉》说:"人始生,先成精,精成而脑髓生,骨为干,脉为营,筋为刚,肉为墙,皮肤坚而毛发长。"此后多有论述胎儿发育者,而徐之才《逐月养胎法》所论较切实际,即《备急千金要方》说:"妊娠一月始胚。二月始膏,三月始胞,四月形体成,五月胎动,六月筋骨立,七月发生,八月脏腑具,九月谷气人胃,十月诸神备,日满即产矣。"说明前人对胎儿的发育、成熟有详细观察。

2.3.3.2　妊娠的机理

女子发育成熟后,月经按期来潮,就有了孕育的功能。受孕的机理在于肾气充盛,天癸成熟,冲任二脉功能正常,男女两精相合,就可以构成胎孕。《灵枢,决气》说:"两神相搏,合而成形。"《女科正宗》说:"男精壮而女经调,有子之道也。"正说明了构成胎孕的生理过程和必要条件。另外,受孕须有一定时机,《证治准绳》引袁了凡语:"凡妇人一月经行一度,必有一日氤氲之候,于一时辰间……此的候也……顺而施之,则成胎矣。"这里所说的"氤氲之候"的"候"相当于西医学所称之排卵期,正是受孕的良机。

2.3.4　产育

产育包括分娩、产褥与哺乳。分娩、产褥与哺乳是女子生育后代紧密联系的三个阶段,在每个阶段里都发生了急剧的生理变化,了解这些生理情况对指导临床有重要的意义。

2.3.4.1 分娩

怀孕末期,即孕 280 天左右,胎儿及胎衣自母体阴道娩出的过程,称为分娩。

关于预产期的计算方法,中医学有明确记载,明,李梴《医学入门》说:"气血充实,可保十月分娩……凡二十七日即成一月之数。"10 个月共 270 天。《妇科新说》说:"分娩之期或早或迟……大约自受胎之日计算,应以二百八十日为准,每与第十次经期暗合也。"与西医学计算为 280 天已基本一致。现在预产期的计算方法是:从末次月经第 1 天算起,月份数加 9(或减 3),日数加 7,即可。如按农历计算,月数算法同上,日数加 14。孕妇分娩,又称临产,分娩前多有征兆,如胎位下移,小腹坠胀,有便意感,或"见红"等。《胎产心法》说:"临产自有先兆,须知凡孕妇临产,或半月数日前,胎胚必下垂,小便多频数。"此外,古人还有试胎(试月)、弄胎的记载,《医宗金鉴》说:"妊娠八九个月时,或腹中痛,痛定仍然如常者,此名试胎……若月数已足,腹痛或作或止,腰不痛者,此名弄胎。"说明到妊娠末期常可出现子宫收缩,应与真正分娩相区别。

分娩是正常的生理现象。在临产时出现腰腹阵阵作痛,小腹重坠,逐渐加重,至产门开全,阴户窘迫,胎儿、胞衣依次娩出,分娩结束。《十产论》说:"正产者,盖妇人怀胎十月满足,阴阳气足,忽腰腹作阵疼痛,相次胎气顿陷,至于脐腹痛极甚,乃至腰间重痛,谷道挺拼,继之浆破血出,儿遂自生。"产讫胞衣自当萎缩而下。《达生篇》说:"渐痛渐紧,一阵紧一阵,是正产,不必惊慌。"同时还总结了"睡、忍痛、慢临盆"的临产调护六字要诀。

因此,应当帮助产妇正确认识分娩,消除恐惧心理和焦躁情绪,也不宜过早用力,以免气力消耗,影响分娩的顺利进行。

关于产程,中医学也有观察和记录。晋·王叔和《脉经》说:"怀娠离经,其脉浮,设腹痛引腰脊,为今欲生也","又法,妇人欲生,其脉离经,夜半觉,日中则生也。"明确表示分娩必腰痛,从规律宫缩至分娩大致为 12 小时,即所谓"子午相对",这与现代统计的一、二、三产程的时间基本一致。此外,中医学强调产室要寒温适宜,安静整洁,不能滥用催产之剂,这些论述现在仍有实用价值。

2.3.4.2 产褥

新产后 6 周内称产褥期。分娩时的用力汗出和产创出血,损伤了阴液,整个机体的生理特点是"阴血骤虚,阳气易浮"。因此在产后 1~2 日内,常有轻微的发热、自汗等阴虚阳旺的症状,如无其他致病因素,一般短时间内会自然消失。

产后数日内,胞宫尚未复常而有阵缩,故小腹常有轻微阵痛,称"儿枕痛"。在产

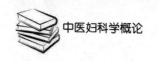

后 2 周内因胞宫尚未回缩到盆腔,所以小腹按之有包块。大约产后 6 周,胞宫才能恢复到孕前大小,这段时间称产褥期,同时自阴道不断有余血浊液流出,称为恶露。恶露先是暗红的血液,以后血液颜色逐渐由深变浅,其量也由多变少,一般在 2 周内淡红色血性恶露消失,3 周内黏液性恶露断绝。

2.3.4.3　哺乳

新产妇一般产后第 2 天可以挤出初乳,约持续 7 天后逐渐变为成熟乳。母乳营养丰富,易消化,并有抗病能力。分娩后 30 分钟内可令新生儿吮吸乳头,以刺激乳汁尽早分泌,让婴儿吃到免疫价值极高的初乳,增强抗病能力,促进胎粪排出,同时促进母亲子宫收缩,减少出血,尽早建立母子感情联系。母乳喂养提倡按需哺乳,即按婴儿的需要哺乳,不规定哺乳的时间和次数,婴儿饥饿时或母亲感到乳房充满时就哺乳。一般每次哺乳时间 10 分钟左右,最多不超过 15 分钟,以免乳头浸软皲裂。母乳是产妇气血所化。《胎产心法》说:"产妇冲任血旺,脾胃气壮则乳足。"在哺乳期要使产妇保持精神舒畅,营养充足,乳房清洁,按需哺乳,这对保证乳汁的质和量有重要意义。哺乳时限,纯母乳喂养 4~6 个月后,边喂母乳边加辅食。12~24 个月是婴儿断乳的适当月龄,最好在秋凉和春暖的季节里进行。

产后,脾胃生化之精微除供应母体营养需要外,另一部分则随冲脉与胃经之气上行,生化为乳汁,以供哺育婴儿的需要。薛立斋说:"血者,水谷之精气也,和调于五脏,洒陈于六腑,妇人则上为乳汁,下为月水。"故在哺乳期,气血上化为乳汁,一般无月经来潮,也比较不易受孕。

月经、带下、妊娠、分娩、哺乳是妇女的生理特点,这都是脏腑、经络、气血乃至天癸的化生功能作用于胞宫的结果,特别是与肾气、天癸的主导作用分不开的。

2.4　女子以肝为先天理论

汤菲从肝的生理功能、病理变化、经络分布及妇科病从肝论治等几个方面来论述了肝与女子的生理、病理、发病、治疗的关系,认为女子经、孕、产、乳的生理特点及经、带、胎、产、杂的病理变化均与肝的生理功能、病理改变有密不可分的关系。

而程维克另辟蹊径,从肝气虚讨论"女子以肝为先天",立论的起点在于八纲辨证的虚实辨证,由虚实的相对性,在偏重肝气郁结之实证时,亦不可忽视肝气不足之虚证。吴熙也从肝气虚角度立论,他认为众多医家偏重从生理的肝阳、肝阴、肝血或病机的肝气郁结去讨论"女子以肝为先天",而甚少论及肝气虚在"女子以肝为先天"中的作用,他认为肝气虚可能是气虚的主体,可病及心、肺、脾、肾,而变生女子经、孕、胎、产、乳等多种病种,且因气血为用的相关性,认为肝气与肝血生理上相关,病理上相互影响,不可偏废肝气,主要是指肝气虚。

2.4.1 女子与气、血之间的关系

气与血的关系极为密切,一旦气有病变,必会影响到血;反之,血有病变,也会涉及气,以致产生一系列疾病。而妇女一生与气血的关系,在《灵枢·五音五味篇》中有总结性的论述:"妇女之生,有余于气,不足于血,以其数脱血也。"妇人以血为本,以气为用,气之有余是相对血之不足而言。明·王肯堂《女科准绳·杂症门上·惊悸》:"妇人以血旺气衰为本。"妇人一生之经孕产乳皆有赖于血之化源充足,气血安和。如气机流畅,血海充盈,则经带如期,嗣育理想。若气的功能紊乱,升降失常,必会影响妇女的生理功能,继而引起妇科病变。而肝藏血、主疏泄与气血关系密切,较之其他脏腑,心、脾、肺、肾于女子有其无法取代的独特性,此亦"女子以肝为先天"理论产生的基础。

2.4.1.1 生理相关

《圣济总录·妇人气血门·血气统论》:"翗妇人纯阴,以血为本,以气为用。在上为乳饮,在下为月事。养之得道,则荣卫流行而不乖。"明·薛己《校注妇人良方·调经门·产宝方序论第三》曰:"大率治病,先论其所主,男子调其气,女子调其血,气血者,人之神也,然妇人以血为基本,苟能谨于调护,则血气宜行,其神自清,月水如期,血凝成孕。"

《卫生宝鉴·妇人门·热入血室证治并方》:"妇人平居,水养木,血养肝,方未受孕,则下行之为月水,既妊则中蓄之以养胎,及已产则上壅之以为乳汁,皆血也。"

妇人以血为主,营血充盈,气机调畅,肝所藏之血下注冲任,应时而下为月经,若其孕育,则亦赖肝血聚而养胎。产后泌乳,乳汁也为精血所化。

2.4.1.2 病理相关

隋·巢元方《诸病源候论·妇人产后病诸候上·产后心腹痛候》:"产后气血俱虚,遇风寒乘之,与血气相击,随气而上冲于心,或下攻于腹,故令心腹痛。若久痛不止,则变成疝瘕。"其《漏下候》中亦云:"漏下者,由劳伤血气,冲、任之脉虚损故也。"《校注妇人良方·产后乳少或止方论》:"妇人乳汁,乃气血所化,若元气虚弱,则乳汁短少。"

元·朱丹溪《金匮钩玄·难产》:"难产……气血虚故,亦有气血凝滞而不能转运者。"明·薛己《薛氏医案·平治会萃·妇人科·子嗣》:"瘦怯妇人不能孕育者,以子宫无血,精气不聚故也。"

妇人之疾大多与气血失常相关,气血虚或气血凝滞可导致妇人经带胎产乳诸疾,如经病之崩漏可因劳伤血气所致;气血不足,无源而化,可致产后乳少或不孕。

2.4.1.3　治疗相关

明·张景岳《妇人规·经脉类》:"女人以血为主,血王则经调而子嗣。身体之盛衰,无不肇端于此。故治妇人之病,当以经血先。"

鉴于气血与女子之间的密切关系,历代医家都很重视从气血论治妇科疾病。《校注妇人良方·妊娠不长方论》:"夫妊娠不长者,因有宿疾,或因失调,以致脏腑衰损,气血虚弱,而胎不长也。当治其疾,益其气血,则胎自长矣。"清·张璐《张氏医通·妇人门上·经候》:"大抵妇人受气则气乱,经期亦乱,故调经以理气为先,归附丸。气盛者,宜抑气以行血,血盛则气行矣。"明·李梴《医学入门·妇人门·产后》:"盖妇人凡事不得专行……要之,女病皆因气血郁结,所以古方多用香附、砂仁、木香、槟榔、青皮、枳壳者,行气故也。"

诚然,妇人一生,经、孕、胎、产、乳无不以血为用,其病理亦无不与血相关。而气滞证与人体的个体化差异密切相关,在性别方面,以女性的发病率为高。

2.4.2　肝主疏泄与女子之间的关系

肝主疏泄理论内涵不是在一个时期形成,也不是一个医家的全部发明,而是不同时期不同医家阐述的结合,最后其内涵扩充至今天教科书上所述而被大家普遍认同。肝主疏泄与女子关系的建立也是一个逐渐充实完善的过程,最终由肝主疏泄调节气机以调节女子气血而确立了肝主疏泄与女子之间的关系。

2.4.2.1　肝主疏泄的源流

"疏泄"一词,最早见于《素问·五常政大论》:"发生之纪,是谓启陈,土疏泄,苍气达,阳和布化,阴气乃随,生气淳化,万物以荣。"王冰注曰:"生气上发,故土体疏泄;木之专政,故苍气上达。达,通也,出也,行也。"张介宾注云:"木气动,生气达,故土体疏泄而通也。苍气,木气也"。由此可知此处的"土疏泄"意指木气条达,土得木制化而疏通,与《素问·藏气法时论》的"土得木而达"是同一意思,隐含了肝木具有条达、疏通的作用。

金元时期,程朱理学昌盛,"存天理,灭人欲"规定着社会男女成员必须压抑自身的各种欲求,以便顺应"天理"。这种文化教化力量阻碍了社会男女成员本能的宣泄,自然造成一连串的心理和情感反应,引起一系列的病理变化。先学理学,后入医门的朱丹溪受此影响,以"相火"说来表征人的欲求冲动,以"疏泄"概念阐释临床"郁症",最先提出"肝主疏泄"的理论。《格致余论·阳有余阴不足论》中有云:"主闭藏者肾也,司疏泄者肝也。两脏皆有相火,而其系上属于心。心,君火也,为物所感,则易动,心动则相火亦动,动则精自走,相火翕然而起,虽不交会,亦暗流而疏泄矣。"婉转指出,随着本能性情欲冲动,人在生理上出现了或显或隐的变化,并且心身获得一种满足和快感(暗流而疏泄)。

何裕民等认为朱丹溪提出"司疏泄者肝也"的直接因素在于他临证时郁证患者骤然增多,其表现虽错综,却以抑郁、情绪波动为核心。而且,由于女子生理上的特殊性,及其受"存天理,灭人欲"压迫更厉害,故郁证患者尤以妇人多见。自此以后这种情况未见改变,对"女子以肝为先天"理论的产生有深刻影响。

朱丹溪弟子戴思恭推敲其师之意,在《推求师意·遗精》中将朱丹溪"司疏泄者肝也"改为"肝为阳,主疏泄"。明·薛立斋又在《内科摘要·卷下·脾肺肾亏损遗精吐血便血等症》中将其表述为"肾主闭藏,肝主疏泄",肯定了肝主疏泄这一功能,其内涵没有扩展,意同朱丹溪。

及至清代,医家对肝主疏泄理论的应用越来越多,使该理论理论又有新的发展。清·张志聪认为肝主疏泄调节水液代谢,当厥阴之气逆或不化时,可使小便不利。他在《黄帝内经素问集注·卷三杂病·第二十六》中曰:"肝主疏泄水液,如癃非癃,而小便频数不利者,厥阴之气不化也。"又在《黄帝内经灵枢集注》中谈道:"肝主疏泄,小便不利者,厥阴之气逆也。"晚清时,唐容川对肝主疏泄与血液的生成与运行的关系进行阐述,使肝主疏泄的理论更趋完善。《血证论·脏腑病机论》曰:"木之性主于疏泄,食气入胃,全赖于肝木之气以疏泄之,而水谷乃化,设肝之清阳不升,则不能疏泄水谷,渗泻中满之证,在所不免。"陈梦雷注"藏真散于肝"云:"肝主疏泄,故曰散。"提出"肝主疏泄"一词,并严格将"疏泄"定位于肝脏的生理功能。

现代对"肝主疏泄"功能的认识,是集先秦、元、明、清医家的论述,反映肝的生理特性:肝为刚脏,主升,主动,恶抑郁,但又不能疏太过,须保持柔和舒适。

2.4.2.2 肝主疏泄的发生学

尽管肝主疏泄理论确立的年代在明清,时间上距《内经》时代确已久远,但中医的一大特点是学术的传承性、连续性,后世医家各种学术观点大都源自对《内经》中学术思想的发挥,或者引用经典来解释自己的思想,为新的学术思想奠定坚实的基础。

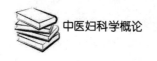

"肝主疏泄"这一理论也不例外,其基本学术内涵应源于《内经》。

(1)应用取象比类的方法推衍出"肝主疏泄"

《内经》中广泛应用取象比类的方法来说明人体五脏六腑的生理功能。如《素问·阴阳应象大论》中有云:"东方生风,风生木,木生酸,酸生肝,肝生筋。"肝以"风"为中介,因风属木,而"诸风掉眩,皆属于肝",故而形成了肝—木对应式的构思。又通过对木行特性的类比推衍,由此及彼,可知肝有主疏泄之功能。《尚书·洪范》:"木曰曲直。"《礼记·月令篇》云:"孟春之月……其器疏以达……盛德在木。"可见,木即具有"疏泄"之性。

这种观点《内经》中有所体现,《素问·五常政大论》便云:"敷和之纪,木德周行……其气端,其性随,其用曲直,其化生荣,其类草木,其政发散……其气风,其藏肝。"《素问·气交变大论》云:"风生木……其政启舒。"其中木"其气端""其用曲直""其政发散"都反映了肝木具有疏泄之义。而王冰在注解"木曰发生"时曰:"宣发生气,万物以荣"。可知他亦认可此观点。

另外,由于四时的更替对人体的生理病理产生着重要的影响,正如《素问·宝命全形论》所云:"人以天地之气生,四时之法成。"故可通过肝应春的关系来推衍,《素问·金匮真言论》云:"东方青色,入通于肝……是以春气在头也。"《素问·藏气法时论》说:"肝主春。"《素问·六节藏象论》说:"肝者……通于春气。"可见,肝与东方、春天有着整体的联系。日出东方,为一天之始,初阳布和,温暖如春,万物荣美。春天为一年之始,阳气渐升,气候转暖,万物复苏,如《素问·四气调神大论》说:"春三月,此谓发陈,天地俱生,万物以荣。"因此,肝应阳升东方,行春令之气,从而肝藏"生长""升发"之性。

这也是"天人相应"观点在《内经》中的体现,肝应东方通春,类木,为少阳之气,为生生之气,如此执木之特性便可推衍出"肝主疏泄"的结论。

(2)从"肝生于左"推衍出"肝主疏泄"

"肝生于左"语出《素问·刺禁论》:"藏有要害,不可不察,肝生于左,肺藏于右,心部于表,肾治于里,脾为之使,胃为之市,鬲肓之上,中有父母,七节之傍,中有小心。"王冰注"肝生于左"曰:"肝象木,王于春,春阳发生,故生于左。"对于"生"的本义,《说文解字》谓:"进也,象草木生出土上,风生之属皆从生也。"王冰注《素问·四气调神论》"逆春气,则少阳不生"中之"生"认为:"生,谓动出也。"可见"生"亦俱有生发上升、疏泄之意。《素问·方盛衰论》又云:"阳从左,阴从右",说明天地自然界气的升降运动方位特点是阳气从左上升,阴气从右下降。因此结合起来,"肝生于左"体现了肝阳之气从左生发、疏泄的生理特征。

2.4.2.3 肝主疏泄调理气血

（1）肝调理气机的发生学

《国语·周语》云："疏为川谷以导气"，《淮南子·本经》云："精泄于月，则其视明"，我们可知疏、泄二字均具"通"之义，"疏泄"系同义复词，即"通畅""和畅""舒畅"之谓。

"调达"即"条达"，段玉裁注《淮南子·天文训》"条风"云："调风，条风……一也。"而"条达"为同义复词，如王冰注"木郁达之"云："达，谓吐之，令其条达也"。

条，木之枝条。《书·禹贡》："厥木为条。"在《素问·气交变大论》中有云："木不及，春有鸣条律畅之化。"及《素问·五常政大论》中曰："发生之纪……其令条舒。"可见"条达"即木之枝条舒展、伸展、畅达的摹写，寓有"通畅""和畅""宣畅"之义。而"调达"作为气机的生理特点，所强调的正是气的"通畅""和畅""舒畅"之运动状态。这也是通过取象比类的方法由木及春气，推衍出肝具有调理气机的生理功能。而肝主疏泄的目的在于"调达"，肝类木通春气有调节气机使气机通畅的作用，可以说肝主疏泄能调理气机。

（2）肝主疏泄调理气血的重要性

气与血是构成人体及维持人体生机的基本物质，明·龚廷贤《寿世保元·卷一·血气论》："人生之初，具此阴阳，则亦具此血气，所以得全性命者，气与血也，血气者，乃人身之根本乎。"两者共同构成人体并维持生命活动，关系密切。元·滑寿《难经正义》："然气中有血，血中有气，气与血不可须臾之相离，乃阴阳互根，自然之理也。"

气血相依相随的运动中，气为气血运行的主导因素。《血证论·吐血》云："气为血之帅，血随之而运行；血为气之守，气得之而静谧。"气的升降出入运动虽与诸多脏腑有关，但与肝关系尤为密切。周学海《读医随笔》："凡脏腑十二经气化，皆必借肝胆之气化以鼓舞之，始能调畅而不病。"足见肝主疏泄，调畅人体气机在五脏中占有举足轻重的地位。又云："肝者，贯阴阳，统血气，居贞元之间，握升降之枢者也……世谓脾胃为升降之本，非也。脾者，升降之所由之径；肝者，升降发始之根也。"可见其非常重视肝调理气机的作用。

因此，肝主疏泄功能正常，则气机调畅，血运调和，妇人一身气血舒畅、充盈，其经、孕、胎、产、乳能维持正常发生，病难从生，正如《内经》所云："正气存内，邪不可干。"

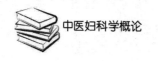

（3）肝主疏泄调节情志与女子之间的关系

① 情志病的发生：

情志，是指人体精神活动中一些反映情感变化为主的一类心理过程。正常的情志活动，必须依赖气血的正常运行。《素问·八正神明论》："血气者，人之神，不可不谨养。"

情志病发病的关键主要是导致气的生理异常，或者说气是情志疾病变化的中介。《素问·举痛论》明确指出："余知百病生于气也，怒则气上，喜则气缓，悲则气消，恐则气下，寒则气收，炅则气泄，惊则气乱，劳则气耗，思则气结。"于此可见，七情致病首先伤于气，致人体气机紊乱而后产生一系列的病变。后世医家遵循这种观点，并由气血之间的密切关系，论及情志病或郁病均言及气血，如《类证治裁·郁证》中曰："七情起内之郁，始而伤气，继必及血，终乃成劳。主治宜苦辛凉润宣通。"《丹溪心法·六郁》："气血冲和，万病不生，一有怫郁，诸病生焉。故人身诸病，多生于郁。"

② 肝主疏泄调节情志：

肝主疏泄调节情志，是通过调节气机实现的，因此在生理过程中对情志的正常发生与保持起着重要的调节作用。《素问·灵兰秘典论》中有云："肝者，将军之官，谋虑出焉。"说明肝主疏泄调畅气机与情志之间的联系在《内经》中就已经建立。

《质疑录·论肝无补法》："足厥阴肝，为风木之脏，喜条达而恶抑郁，故《内经》云：'木郁达之'是也。"张登本认为"喜条达，恶抑郁"在此指肝通过主升而疏泄气机，使气机通达畅顺而不会产生抑郁的病理。同时也指肝对精神情志的调节作用。"人有五藏，化五气，以生喜怒悲忧恐"，肝通过疏泄气机的核心作用，影响五脏精气的转运输送，由此调节发生于五脏的情感活动。蒋筱认为肝主疏泄，将人体小天地的神与机有机的联系成一体，进而在生理活动中，发挥疏通、调节、畅和的作用。杨上善云："肝脏……主守神所出入，通塞悲乐。"

因此情志诸病证中，由以肝气不调或肝气郁结为多见。张介宾有云："喜怒忧思，气逆肝胆二经。"清·王孟英曾言："七情之病，必从肝起。"清·何梦瑶《医碥·卷之二·杂症·郁》云："郁而不舒，则皆肝木之病矣，故曰：知其要者，一言而终。"肝处中焦，为三焦诸脏气机升降出入之枢纽，枢纽郁滞，诸气安能舒畅。故《肝胆源流论》云："所以善治郁者必善调肝，肝气一和则气枢得畅，诸郁未有不解之理。"

③ 妇人与情志病之间的关系：

不论从体质还是气质上来说，妇人较之男子更易发生情志疾病。《笔花医镜·妇女证治》有云："妇女之症……然大要不离乎情郁结者近是。盖妇女阴啬之性，识见拘墟。一有逆意,即牢结胸中,又不能散闷于外,则郁久而成病矣。"

王莉在中医"男女异同论"指导下,在对总体人群的体质与气质特点进行聚类研究(模糊聚类)的基础上,对两性间的体质差异进行了特别分析,并得出结论:体质方面,其一,女性较之男性普遍多虚弱和精血不足。其二,女子体质普遍偏于失调。其三,女性心绪不宁、肝气郁结的情况明显多余男性。其四,紧张过敏者绝对值均高于男性;气质方面,其一,男子主外明显,而女子性格相对内向。其二,女性较容易抑郁。其三,女性情绪明显的比男性好波动,易焦虑。

而王米渠先生分别分析了代表性的古代医案集:明代的《名医类案》和清代的《续名医类案》《古今医案按》,得出非常有说服力的结果。在《名医类案》中因情绪怫郁而发病者,男女分别为 95 例和 101 例,女性稍多。但该书总功收录男女案例为 1720 例对 640 例。因此各自情志所伤发病率便分别占总比例数的 5.5% 和 15.2%,女子明显多于男子。《续名医类案》中,女性因情绪怫郁致病者也是男性的 2.5 倍,《古今医案按》中男女情志病占总病例的比例女子高于男子 2 倍左右。这些都是不可否认的事实,它说明女子更容易七情内伤,临床更多见因情绪怫郁而致疾病者。《医说·卷第九·妇人》:"葛仙公云:凡妇人诸病兼治忧患,令宽其思虑,则疾无不愈。"这是从治疗上反证女子与情志之间的密切关系。

造成这一结果的因素是多方面的,女子生理上有经带胎产,消耗颇多,而社会上重男轻女,贫困地区女孩更容易遭受饥饿,影响发育,体质更差,总体上女子体质易于虚弱和偏于失调,而妇女气质个性上的特点又与体质生理上的特点互为因果,体质偏虚弱失调者,情绪易波动,善抑郁,多焦虑。这些消极的气质个性特点又进一步通过心身机制,干扰了生理功能,进一步削弱体质,或促成了体质的偏颇失调,结果就是女子不管是从内因还是从外因都比男子更易发生情志疾病。

肝失疏泄,情志不遂产生的各种妇科疾病:

妇女的经、带、胎、产、乳等特殊生理,均以血为本,而气为血帅,血赖气行。一旦为七情所伤,则气机紊乱,继而引起血分病变,使气血不和以致脏腑功能失常,可出现单纯情志方面的障碍,但更多的是情志障碍与妇科疾病同时存在,互相影响。

明·薛己《女科撮要·卷上·经漏不止》云:"或因怒动肝火,血热而沸腾;或因脾经郁结,血伤而不归经;或因悲哀太过,胞络伤而下崩。"宋代陈素庵认为"经血不调,多因气郁所致"。情志因素还可导致不孕,明·武之望《济阴纲目·求子门·治婢妾不孕》云:"治婢妾多郁,情不宣畅,经多不调,故难孕。"方用煮附丸。清·高秉均在《疡科心得集·卷中·辨乳癖乳痰乳岩论》中指出乳癖"良由肝气不舒郁结而成,若以

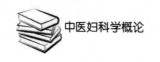

为痰气郁结,非也"。《傅青主女科》论"胎产"疾病时提出"多怒堕胎""大怒小产""嫉妒不孕",论"血崩"时云"产后血大来……如鲜红之血,乃是惊伤心不能生血,怒伤肝不能藏血,劳伤脾不能统血,俱不能归经耳"。

以上所提及崩漏、月经不调或小产、不孕或乳癖等都由肝气郁结或肝火内旺所致,原因如清·张景焘《馤塘医话·正文》中所说:"妇人善怀而多郁,又性喜褊隘,故肝病尤多。肝经一病,则月事不调,艰于产育,气滞血燥,浸成劳瘵。"

可见肝失疏泄可引起月经病、带下病,如《王九峰医案·肝郁》:"肝郁中伤,气血失于条畅,月事愆期,肢节酸楚,气坠少腹,腹胀不舒,兼有带下。"

肝失疏泄亦可引起不孕,如《妇人规·宜麟策·蓄妾》云:"产育由于血气,血气由于情怀,情怀不畅则冲任不充,冲任不充则胎孕不受。"

肝失疏泄还可引起妇科杂病,清·汤锡之《秘传妇人科》中论述了肝失条达可引发带下病,即"七情过极,肝气横逆,木强土弱,脾失健运,因而带下绵绵,色黄或赤。"肝失条达与妊娠病及产后病的关系也相当密切。

因此妇人情志不遂引起各种妇科疾病多与肝气郁结有很大的关系。万全《万氏女科·调经章》:"女子之性,执拗偏急,忿怒妒忌,以伤肝气。"总之,七情所致妇科病,从病机而言,是肝的疏泄不及,肝气郁结,肝郁气滞,血行不畅,导致血瘀。肝气郁滞与情志不畅互为因果,且郁可致瘀致虚,因瘀因虚又可致郁,可引起女子月经不调、不孕、胎漏、乳核等。

叶天士《临证指南医案》情志病案颇多,他不仅重视情志病因,而且对其中最常见的怒、忧很有研究。《临证指南医案·木乘土》华岫云按语有云:"肝为风木之脏,又为将军之官,其性急而动,故肝脏之病,较之他脏为多,而于妇女尤甚。"可见,肝主疏泄调节情志之于女子有着独特的意义。

2.3.5 肝藏血与女子的关系

2.3.5.1 肝藏血的源流

"肝藏血"理论在《内经》有明确的记载,《素问·调经论》:"肝藏血。"而藏于肝脏的血液要运行到全身各个部位,以供机体各组织的生理需要,如《素问·五脏生成》曰:"肝受血而能视,足受血而能步,掌受血而能握,指受血而能摄。"《灵枢·本神》:"肝藏血,血舍魂。"

后世医家也有相关的论述,如《诸病源候论·产后汗血候》:"肝藏血,心主血脉。产则劳损肝心,伤动血气。血为阴,阴虚而阳气乘之,即令汗血。此为阴气大虚,血气伤动,故因汗血出,乃至毙人。"将肝藏血与心主血脉联系起来。

《女科折衷纂要·调经门·总论》曰:"血之资根在于肾,血之资生赖于脾,血之藏纳归于肝,三者并重,乃先天之体耳。"将肝藏血的重要性与脾肾化生血液作用并重,以为"先天之体"。

《温病条辨·小儿痉病瘛病共有九大纲·本脏自病痉》:"肝主血,肝以血为自养,血足则柔,血虚则强,故曰本脏自病。"肝以所藏之血濡养自身,使刚脏不致上亢而柔和,若血不足则肝阳上亢为强。

《血证论·脏腑病机论》:"故肝主藏血焉,至其所以能藏之故,则以肝属木,木气冲和条达不致遏郁,则血脉得畅。"肝能藏血得益于肝主疏泄调节气机功能正常。

徐大椿曰:"妇人主血,而肝为血海。此脉不衰,则生生之机犹可望也。"肝藏血之于女子尤为重要,为"生生之机"。张秉成《陈方便读·卷二》:"夫肝属木,乃生气所寓,为藏血之地。"

清代和民国一些医家还运用解剖学知识及手段来证实肝藏血液的作用。如恽铁樵说肝"惟其含血管最富,故取生物之肝剖之,几乎全肝皆血……故肝为藏血之脏器"(《生理新语》)。较之以上诸论,其认识以解剖为基础,似更为深刻。这足以证明《内经》"肝藏血"的理论对后世的影响是很大的。

2.3.5.3 肝藏血的主要功能

其主要功能包括三个方面。

(1)贮藏血液

贮藏血液是肝藏血的基本功能,肝调节血量、防止出血是其功能的衍生。

(2)调节血量

《素问·五脏生成》:"故人卧血归于肝。"王冰注曰:"肝藏血,心行之,人动则血运于诸经,人静则血归于肝藏,何者?肝主血海故也。"只有充足的血量贮备,才能有效地进行血液调节。而且肝调节血量主要靠肝气的条达作用,条达正常,血脉才得以畅通而不致遏阻。

(3)防止出血

从病理反证,如《素问·举痛论》云:"怒则气逆,甚则呕血及飧泄。"《傅青主女科·妊娠·妊娠多怒堕胎》说:"夫肝本藏血,肝怒则不藏,不藏则血难固。"唐容川《血证论·产血》也说:"产后血崩……然又有怒气伤肝,肝气横决,血因不藏者。"怒为肝志,大怒使肝气功能失调,不能固摄血液。还有医家则明确提出这项功能,罗天益在《卫生宝鉴·师尼寡妇异乎妻妾之治》中云:"夫肝摄血者也。"《杂病源流犀烛·卷十

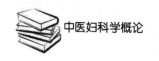

·肝病源流》云肝:"其脏主春,其德属木……故其脏为血脏,其部为血部,而其职主藏血而摄血。"

正常情况下,人体各部分的血量保持相对恒定,但当机体活动剧烈或情绪激动时,机体外周所需血量就增加;而当人体处于安静或情绪稳定时,机体外周对血液的需求量相对减少。因此,肝对血液的调节和分配作用,一则可以调节人体在各种状态下各脏腑组织对血的不同需求,不至于在剧烈活动、情绪激动等需血量增加的情况下,各脏腑组织因争夺血而发生"冲突";二则可以保证人体进行精神活动所必需的血液支持,避免因缺血而导致精神活动受到抑制而出现情绪抑郁、心情不畅等现象。因此,肝调节血量是肝协调各脏腑组织功能活动的物质基础。

对于女性而言,其经、孕、产、乳无不以血为本,如月经为血所化,妊娠需精血养胎,分娩依靠血濡气推,产后血化为乳汁方可营养婴儿。血的生成及功用虽涉及心肝脾肾诸脏,而总以肝之藏血最为重要。肝血充盈,则冲任二脉及胞宫得其濡养,女性之经、孕、产、乳活动方可正常。故《医学入门·外集·卷四·杂病提纲·内伤·血》曰:"人知百病生于气,而不知血为百病之始也。"若肝失所藏,肝血不足,则可致血海空虚,胞宫失养,临证可见女子月经后期、量少、闭经、痛经、妊娠腹痛、缺乳、胎萎不长、胎动不安等。另一方面,肝藏血,脾主生血、统血,肝藏血功能正常,有助于脾统摄血液之功能的正常发挥,二脏相因为用。肝的藏血功能正常,血循常道,则经、孕、产、乳方可正常;若肝不藏血,则可导致月经过多、崩漏等的发生,诚如《丹溪心法·头眩》所说:"吐衄漏崩,肝家不能收摄荣气,使诸血失道妄行,此血虚眩晕也。"

2.3.5.4 肝藏血与血海之间的关系

因肝主藏血,历代医家将肝定位为血海,首见于王冰所注《素问·五脏生成篇》,而《重辑严氏济生方·妇人门·崩漏论治》云:"肝为血之府库。"柯琴《伤寒来苏集》中有云:"血室者,肝也。"吴尚先《理瀹骈文·续增略言》云:"肝为血海,藏血故也。"《血证论·脏腑病机论》:"肝主藏血,血生于心,下行胞中,是为血海。"这些论述都说明肝为血海是因为肝藏血的功能。常东等认为狭义的"肝主血海"是肝藏血功能在女子生理特点上的具体体现,其实质为肝血充盈、主疏泄正常,在女子则下注血海,导致月经按时来潮。所以唐容川云:"血海为肝之部分"。

但同时存在另外一种说法,即"冲脉为血海",徐灵胎言"冲脉为血海,女子经水及带之事,全赖乎此"。李如辉认为冲脉是类比推理的结果,其本经没有穴位,治疗又落实到肝肾,因此是一个虚拟的概念。常氏等认为"肝主血海"体现了肝与冲脉二者功能间本质与现象的关系。尽管冲脉在妇科领域中有独特的重要作用,但其作为奇经八脉之一,无所属脏腑,无表里经配属,无固定穴位,自古以来就有"隶属肝肾""不能独行经""补冲任即补肝肾"之说。它是作为依附于脏腑的一个从属部分而存在,无独立性,其生理功能只是某一脏腑功能的具体表现形式。明·万密斋《万氏女科·调经章》:"肝为血海,冲任之系,冲任失守,血气妄行也。"唐容川在《血证论·吐血》中指出:"血室者,肝之所司也,冲脉起于血室,故又属肝,治肝即是治冲。"因此可以说,肝主疏泄、藏血的功能决定着冲为血海的功能。章虚谷认为:"冲为血海,肝所主也。"

因此,狭义的"肝主血海"其性别的专指性显而易见,因此对于男子很少论及"肝主血海",有所涉及的话,也是指广义的肝藏血,包括肝调节血量和防止出血的作用。

肝司血海,主藏血,是妇女经血之本。肝血充盈,藏血功能正常,余血方可下注血海,使冲脉盛满,血海充盈,保证月经的按时而下。所以古代医家强调:"肝伤在女子则月事衰少不来矣","调经即所以调肝"。钱伯煊《女科证治》:"因女子属阴以血为本,故有女子以肝为先天之称。肝又为藏血之脏,若藏血充盈,则血海能满而下溢。"

若肝藏血功能失常则女子月经不调,出现月经先期、月经后期、崩漏等。《重辑严氏济生方·妇人门·崩漏论治》:"崩漏之疾……倘若将理失宜,喜怒不节,疲极过度,大伤于肝。肝为血之府库,喜怒劳役,一或伤之,肝不能藏血于宫,宫不能传血于海,所以崩中漏下。"

肝为藏血之脏,血伤则肝先受累,妇女经带胎产,均直接影响肝之藏血功能,肝藏血功能减弱,反过来又导致妇科病的发生,两者相互影响,互为因果。治疗也应从肝入手,如《血证论·吐血》中指出:"肝为藏血之脏……司主血海,冲、任、带三脉又肝所属。故补血者总以补肝为要。"

2.3.6　肝主疏泄、藏血与女子之间的关系

肝主疏泄与藏血两者之间密切相关,《血证论·脏腑病机论》:"故肝主藏血焉,至其所以能藏之故,则以肝属木,木气冲和条达,不致遏郁,则血脉得畅。"可知肝主疏泄与藏血功能两大功能相辅相成,肝主疏泄关系人体气机的调畅,肝主藏血,可以调节血量、防止出血。肝主疏泄功能正常,则气机调畅,血运通达,则血从诸脏腑、诸经运于肝脏,使肝有血藏。肝藏血功能正常,发挥血的濡养作用,则可以制约肝的阳气升腾,使其不致过亢。正如《临证指南医案·肝风》中华岫云按语所云:"肝为风木之脏,因有相火内寄,体阴用阳,其性刚,主动主升,全赖肾水以涵之,血液以濡之……则刚劲之质得为柔和之体,遂其条达畅茂之性。"

月经的形成和排泄,主要是肝之疏泄和藏血功能相互协调与制约的结果。月经又

是女子一生生理病理的基础。林雪娟等认为肝主升发而疏泄全身之气,并藏有形之血,故调节控制全身气血的运行。陈家旭从多方面论述了肝为气血调节之枢的理论。肝属厥阴,处于阴阳之转折点,又为气血调节之枢,因而肝在人体阴阳消长转化中起着枢纽的作用。周学海《读医随笔·风厥痉痫》:"肝者,贯阴阳,统血气……握升降之枢者也。"而就女性生殖特殊的条件和环境机制而言,肝肾同源,冲任又隶属肝肾,因此肝应是肝、冲任二脉及子宫阴阳二气消长转化的枢纽。

正常情志的维持也是肝主疏泄与藏血相互协调与制约的结果,情志病变则是两者之间失去协调和制约的结果。

2.3.7 肝生血气

2.3.7.1 肝促进血液的化生

《内经》首先提出血的生成在中焦,《灵枢·决气》曰:"中焦受气取汁,变化而赤是谓血。"《灵枢·营卫生会》曰:"中焦亦并胃中,出上焦之后,此所受气者,泌糟粕,蒸津液,化其精微,上注于肺脉,乃化而为血,以奉生身,莫贵于此。"此二处"中焦"应包括肝胆和脾胃,化生血液是肝胆脾胃的协同作用。肝促脾胃运化,使血之化源充足。《灵枢·营卫生会》指出:"中焦如沤",即中焦对饮食物有腐熟消化的生理功能。这不但要靠脾之运化、胃之受纳的生理作用,还有赖于肝(胆)之疏泄作用,诚如《血证论·脏腑病机论》云:"木之性主于疏泄,食气入胃,全赖肝木之气以疏泄之,而水谷乃化。"并且肝疏泄胆汁直接参与饮食物的消化吸收。可见肝胆与中焦化生血液有不可分割的关系。

2.3.7.2 肝自身化生

血气肝生血气之说,最早见于《素问·六节藏象论》:"肝者罢极之本,魂之居也,其华在爪,其充在筋,以生血气。"说明肝自身就有化生血液的作用。张璐对肝化生血气理论有更进一步的认识,其在《张氏医通·诸血门·诸见血证》中曰:"经言血之与气,异名同类,虽有阴阳清浊之分,总由水谷精微所化,其始也混然一区,未分清浊,得脾气之鼓运,如雾上蒸于肺而为气;气不耗,归精于肾而为精。精不泄,归精于肝而化清血。"说明水谷精微与肾中精气汇集于肝,在肝中滋生成血液的新成分。叶天士亦云:"肝者,敢也,以生血气之脏也。"

张安玲等分析了肝脏对血液循环和代谢的影响,认为肝是化生新血的重要器官。且肝主疏泄功能有助于脾胃的受纳腐熟,肝的阳热之气为水谷精微化而为血的动力。而现代医学对肝的认识更深刻地解释了"肝生血气"的功能和含义。现代医学认为,肝细胞中含有 700 多种酶,肝脏通过一系列复杂的"立体交叉式"酶促反应,对血液中的蛋白质、脂质、葡萄糖、维生素、激素等营养物质的合成和代谢起着"中转站""加工厂"的作用。由此可以得知,中医认为的肝为血气化生之所,实质是指肝为合成补充和代谢交换血液营养物质的重要场所之一,与脾胃为气血化生之源相比较有一定的差别。

2.3.7.3 肝生血气与肝藏血之间的关系

中医"肝藏血"之说,蕴含着以充足的血量以及充分的时间和空间,保证血液营养物质的合成储存和代谢交换的意义。因此,"肝藏血"是血气化生的物质基础。钟飞从生化角度看,认为中医的肝藏血与肝脏在物质代谢作用(化生血气)之间,存在着密切的必然关系而非侥幸的偶合。若肝藏血功能失常,营养物质不能合成储存,不能根据需要交换至血液,并及时输送至全身,则可出现头晕心悸、两目干涩或昏花、肢体麻木、失眠多梦、面色苍白、爪甲不荣、月经量少、后期或不孕、产后乳汁量少等肝血虚证。

从现代医学的角度深入研究肝脏功能的本质,对我们更好地认识肝生血气的实质意义及其与肝藏血的关系有重要意义,同时对深刻理解血液营养物质的合成与代谢的生理与病理特点,正确指导肝血虚以及其他诸多肝病的治疗有重要的临床意义。

肝化生血气更加表明肝与女子之间的密切关系,由此证明肝之于女子的重要性,因为女子一生在生理、病理以及治疗上与气血的关系最为密切。而肝主疏泄,藏血,化生血气与气血的关系也同样紧密,可以说女子与肝最基本也是最重要的联系就是气血。因此以气血为中介肝与女子的特殊性才得以建立。

2.3.8 肝与心、脾、肾、肺、冲任督带之间的关系

2.3.8.1 肝与肾之间的关系

肝与肾的关系,在生理上表现为肝血与肾精的关系上,精能化血,血能化精,肝的疏泄功能影响肾精的封藏,肝血依赖肾精的资助而充实,下及血海,则可"月事以时下"。张锡纯《医学衷中参西录·医话·临证随笔》谓:"盖月事不行,由于血室,而血室为肾之副脏,实借肝气之疏泻以为流通,方书所谓肝行肾之气也。"如果肝的疏泄功能失常,五脏六腑之精则不能藏之于肾,引起肾精不足,天癸匮乏,肝血亦虚则月经延期。如果是已婚妇女,就会影响正常受孕,甚至导致不孕。而血能生精养精,肾中生殖之精依赖肝血化生之精补充,若肝血亏虚,天癸减少,则生殖机能减退。所以有"肝肾同源""精血同源"之说,通过肝与肾之间的联系,肝与天癸之间也建立了密切的联系,并在一定程度上决定着妇女的月经来潮,反映了"肝司血海"、肝与女子生殖紧密相

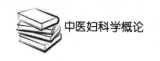

关,意在强调"女子以肝为先天"之说。另外,通过对月经的观察,认为女子以血为用,以血为本。因此肝主藏血在女性的生理和病理方面就显得特别重要。

2.3.8.2 肝与心之间的关系

肝主疏泄对心的影响表现在两个方面。

（1）血液运行方面

肝主疏泄调节气机推动血液正常运行,助心行血。肝与心能共同维持血液的正常运行,有利于机体内环境的稳定。如《读医随笔·卷四·证治类·风厥痉病》云:"肝气舒、心气畅、血流通、筋条达,而正气不结,邪无所容矣。"通过肝与心对血液的协调作用,则机体在白天活动情况下血液运行于诸身,到了晚上安静状态下血液则藏于肝脏,这都得益于肝气调畅主疏泄的功能正常。

（2）神志方面

精神情志主要是心神的生理功能,与肝主疏泄也密切相关。《明医杂著·医论·处方药品多少论》云:"凡心脏得病,必先调其肝肾两脏……肝气通则心气和,肝气滞则心气乏。此心病先求于肝,清其源也。"因为正常的情志活动必须依赖气血的正常运行,而肝主疏泄功能正常,则气机调畅,气血和调,精神愉快。外界的精神刺激,又常使人的气血运行紊乱,从而影响肝的疏泄功能。

2.3.8.3 肝与肺之间的关系

主要表现于二者共同维持人体气机升降的正常,左肝右肺配合,升降相因。肝之生生之气升于左,肺之清肃之气降于右,肝气升发正常,可防肺气敛降太过或不及;肺气清肃正常,可防肝气升发太过或不及。肝升肺降是保证人体气机正常升降运动的基本形式,二者升降协调是机体气机畅通的一个重要环节。正如何梦瑶《医碥·五脏生克说》中有云:"浊阴从肺右降,则胸中旷若太虚,无有窒塞。清阳得以从肝左升,是谓有降有升。"

不仅如此,五脏六腑的气机运行有序也有赖于肝肺调节气机功能的正常。如心火得肺金之清肃下降于肾,以资肾阳则肾水不寒,肾水得肝木之升发上济于心,以资心阴则心火不亢;脾得肝木之升发而升清、运化,胃得肺金之清肃而降浊、传化。又肝藏血,肺气的肃降可使心血归藏于肝,肝得滋养,则可制约、涵养肝阳,使肝阳不亢。肝藏血,故称肝为血海,肺得肝血的滋养才能发挥主治周身之气的功能,而肝向周身各处输送血液之功又有赖肺气的推动。这样肝肺两脏,一气一血,一升一降,对人身气血调畅至关重要。

2.3.8.4 肝与脾之间的关系

肝主疏泄是脾胃气机升降的重要条件,直接影响脾胃的运化功能,是脾胃正常升降维持消化机能旺盛的一个重要条件,反之肝的疏泄功能失职,气机不畅,气的运行障碍,导致脾胃的升降紊乱,则化生血液不足,不能满足全身活动的需求,也无余血藏之于肝,可能导致月经后期或月经量少等妇科病。同时也会出现气滞不行的病理变化,多见胸胁胀痛、乳房发胀、肢体肿胀,常发生在肝经循行路线上。

另外,肝主疏泄的功能失职会影响到胆汁的生成和排泄,"肝泌其余气"而成胆汁,胆汁的排泄受制于肝,是疏泄功能直接作用的结果。肝主疏泄直接与情绪相维系,而实验研究证明胆汁的分泌明显受到情绪变化的影响,且女性情绪易焦虑,多变化,造成肝郁,因此她们更易患胆系疾病。对此常采用疏肝理气、调和脾胃的方法治疗,以使肝脏恢复疏泄功能,则脾升胃降协调,消化功能恢复正常。

2.3.8.5 肝与冲任督带之间的关系

奇经八脉直接参与女性经、带、胎、产、乳等生理活动,其中尤以冲、任、督、带最为密切。"冲为血海",血海气血的调匀与蓄溢,直接关系着月经与乳汁的生化。"任主胞胎",总调阴经气血,调节月经,促进女性生殖功能。肝可调节冲任二脉的生理活动,肝的疏泄功能正常,足厥阴经之气调畅,冲任二脉得其助则任脉通利,太冲脉盛,月经应时而下,带下分泌正常,妊娠、孕育、分娩顺利。督脉为"阳脉之海",与任脉配合,共同维持经、带、胎、产、乳的正常功能。带脉则参与维持子宫的正常位置和调摄带液。

肝对冲任督带的调节,根本原因在于肝在经络上与它们之间有着密切的联系。足厥阴肝经起于足大趾端,循股阴,入毛中,过阴器,抵小腹,挟胃,属肝络胆,上贯膈,布胁肋,循喉咙之后,连目系,上出额,与督脉会于巅。其支者,从目系下颊里,环唇内。冲脉通行上下,与十二经相通,于会阴及足趾处与肝经相络,肝血之余纳入冲脉,故冲脉又受肝血调养。任脉于曲骨、中极、关元穴与足厥阴肝经交会,并在毛际、少腹、咽喉、口唇、目系等多处与足厥阴并行相互联络,其脉气相交并影响。冲任二脉皆出于会阴,而足厥阴肝经绕阴器而束利宗筋。《灵枢·五音五味》有曰:"宦者,去其宗筋,伤其冲脉。"说明伤宗筋则损冲脉,可见肝与冲任关系密切。肝胆为表里经,而胆经于足临泣穴与带脉相通。

督脉总督诸阳,带脉约束诸经,冲脉通行十二经,肝经通过督脉、带脉、冲脉更加强了对奇经八脉的联系。故叶天士称"八脉隶乎肝肾""肝肾内损,延及冲任奇脉"。

叶天士提出"八脉隶乎肝肾"的论点,主要还是从临床辨证用药上考虑。他说:

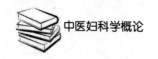

"想肝肾必自内伤为病,久则奇经诸脉交伤",因而选用的药物都入肝肾两经,如:枸杞子、沙苑蒺藜、桑寄生、杜仲、续断、生熟地、龙骨、牡蛎、龟板、阿胶、巴戟天、肉苁蓉、补骨脂等。他是通过调治肝肾来调理奇经。现代妇科名家朱南孙从肝肾同源及冲任隶于肝肾生理特征出发,提出"治肝必及肾,益肾须疏肝",肝肾为纲,肝肾同治的观点,辨证用药多体现这一特点,如在柴胡、淡芩、夏枯草、郁金等疏肝、养肝之中常配以女贞子、桑葚子、川断等,在滋补肝肾方中少佐青皮、川楝子等疏达肝气之药。

综上所述,肝与冲任督带之间的密切关系,不仅有经络理论的根据,又有临床实践的证明,因而得到众多医家的认可,得到广泛应用,如吴鞠通也明确指出"盖八脉丽于肝肾,如树木之有本"。因此肝通过冲任督带加强了与妇人的联系,"女子以肝为先天"更加名副其实,内涵也更加丰富和充实。

3 中医妇科诊断与治疗

3.1 妇科疾病的病因病机

3.1.1 妇科疾病的病因

导致妇女疾病的因素有淫邪因素、情志因素、生活因素和体质因素。淫邪因素之中以寒、热、湿为多发;情志因素方面以怒、思、恐为常见;生活因素主要指早婚多产、房事不节、饮食失调、劳逸过度、跌扑损伤等;体质因素(包括先天因素)是指人的体质强弱而言,即脏腑、经络、气血活动的盛衰。淫邪因素、情志因素和生活因素都是致病的条件,它们作用于机体后能否发病,以及发病后的表现形式、程度与转归如何,是由体质因素决定的,而妇科病症则常是由脏腑、气血、冲任督带四脉和胞宫功能盛衰来决定的。《素问·评热病论》说:"邪之所凑,其气必虚",正说明了外因是变化的条件,内因(体质)是变化的根据,外因通过内因而起作用。现将妇科的致病因素和致病特点分述于下。

3.1.1.1 淫邪因素

淫邪因素是风、寒、暑、湿、燥、火六种病邪的总称。其常为"六气",其失常如太过、不及或非时而至为六淫,成为致病因素。六淫皆能导致妇产科疾病,但因妇女以血为本,寒、热、湿邪更易与血相搏而导致妇产科诸证,故予重点讨论。而机体内在的寒、热、湿邪系脏腑功能失常所致。

(1)寒

寒为阴邪,收引凝涩,易伤阳气,影响气血运行。寒邪就部位而言有外寒、内寒之分,就性质而论有实寒、虚寒之别,这四者常是交互存在的,但应以虚、实为纲。寒邪伤人的具体病因归纳如下:若感受寒邪,冒雨涉水,或过食生冷,则血为寒凝,血行不畅,胞脉阻滞,可出现月经后期、痛经、症瘕等。若机体阳气不足,寒自内生,脏腑功能失常,影响冲任、胞宫功能,可出现痛经、带下病、妊娠腹痛、宫寒不孕等。

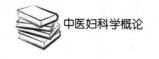

(2)热

热为阳邪,耗气伤津,每易动血,迫血妄行。热邪同样有外热、内热、虚热、实热之分,这里仍以虚、实为纲将热邪病因归纳如下:感受热邪、五志过极化火、过服辛辣助阳之品,都可导致阳热内盛;或素体阴分不足,阳气偏盛,以致阴虚而生内热。至于热毒则属实热范畴,即所谓"热之极为毒",是实热中的重证。无论实热、虚热都可损伤冲任经脉,迫血妄行,出现月经先期、崩漏、经行吐衄、胎漏、胎动不安、恶露不绝、产后发热等。

(3)湿

湿为阴邪,重浊腻滞,易阻塞气机。湿邪依其伤害人体部位的不同,有外湿和内湿之别。若感受水湿,冒雨涉水,或久居阴湿之地,以致湿邪内侵,是外湿。若脾阳素虚,运化失职,湿浊内盛,或肾阳不足,气化失常,水气内停,都可导致水湿停聚,是内湿。湿为有形之阴邪,因此湿邪伤人自无虚、实可分,但却能随人体的阴阳盛衰以及湿浊停留之久暂而发生从化的转变,或从阳化为湿热,或从阴化为寒湿。关于湿毒,一是湿气蕴结所致,一是从阴部感染而来。总之,湿邪重浊趋下,下注冲任,带脉失约,可致带下病、阴痒、不孕症等;若在孕期,受胎气影响可致妊娠呕吐、妊娠水肿等。

3.1.1.2 情志因素

情志因素是指喜、怒、忧、思、悲、恐、惊七种情志的变化。妇女受到过度的精神刺激,情志发生变化,主要引起气分病变,继而引起血分病变,使气血不和,以致机体阴阳失调、脏腑功能失常而发病。内伤七情之中,以怒、思、恐对妇科病症影响较著,故分述于下。

(1)怒

抑郁忿怒,常使气滞、气逆,进而引起血分病变,可致月经后期、痛经、闭经、经行吐衄、缺乳、症瘕等。

(2)思

忧思不解,每使气结,气血瘀滞,可致闭经、月经不调、症瘕等。

(3)恐

惊恐过度,常使气下、气乱,失去对血的统摄和调控,可致月经过多、崩漏、胎动不安、堕胎、小产等。

3.1.1.3 生活因素

生活因素是致病的条件,也是影响体质的条件,在一定程度上是损伤体质的重要原因。

(1)房劳多产

妇女若先天不足,或早婚、房事不节,产多乳众,都可损伤肾气,耗伤气血。肾气不足,气血失调,能引起月经病、带下病、胎动不安、堕胎、小产等。

(2)饮食失节

若暴饮暴食、过食肥甘、饮食偏嗜,或寒温失宜,都可损伤脾胃,引起诸病。若过食辛辣助阳之品,可致月经先期、月经过多、经行吐衄、胎动不安等;过食寒凉生冷食物,可致痛经、闭经、带下病等。

(3)劳逸过度

妇女在月经期、妊娠期和产育期劳动要适度。若经期繁劳过力,可致经期延长或月经过多。若孕期持重过劳,易致胎动不安、堕胎、小产;反之过度安逸,气血凝滞,易成滞产。产后持重、操劳过早,易致子宫脱垂。

(4)跌仆损伤

妇女在经期、孕期登高持重,或跌扑闪挫,易致崩漏、胎动不安等。

3.1.1.4　体质因素

人体的体质明显地表现出抗病能力的强弱,它不仅决定着上述致病因素能否损伤机体导致疾病,而且决定着导致疾病的种类、程度、转归和预后。《灵枢·百病始生》说:"卒然逢疾风暴雨而不病者,盖无虚,故邪不能独伤人。"说明体质因素的重要性。同时,不同类型的体质因素,可能影响机体对某种致病因素的易感性。吴德汉《医理辑要》说:"要知易风为病者,表气素虚;易寒为病者,阳气素弱;易热为病者,阴气素衰;易伤食者,脾胃必亏;易劳伤者,中气必损。须知发病之日,即正气不足之时。"可见在同样的生活环境中,体质强健者在致病因素作用下可以不病,而体质虚弱者经受不了致病因素的攻击而发生疾病。

人体由于先天禀赋的不同,后天营养状态和生活习惯的影响,可以形成不同类型的体质。有的人素禀阳盛,经常便秘、手足心热;有的人素禀阴盛,经常便溏、畏寒肢冷。再如同样是先天不足、早婚多产、房事不节,损伤肾气,但结果不同。有的人主要是损伤了命门真火,而表现为肾阳虚衰诸证,如肾阳虚型经行泄泻、带下、子肿、不孕等;有的人主要是耗伤了阴精真水,而表现为肾阴亏损诸证,如肾阴虚型崩漏、闭经、经断前后诸证、胎动不安等。又如同样是感受湿邪,但由于体质阴阳盛衰的不同,而结果各异。有的湿邪从阳化热,表现为湿热诸证,如湿热型带下病、阴痒等;有的湿邪从阴化寒,表现为寒湿诸证,如寒湿凝滞型痛经、闭经等。此外,体质强健者,病轻而易治;

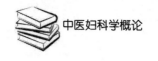

体质虚弱者,病重而难愈。

由此可见,体质因素在疾病的发生、发展、转归和预后的整个过程中起着决定性的作用。

3.1.2 病机

妇科疾病的病理机转,可以概括三个大方面:脏腑功能失常影响冲任为病;气血失调影响冲任为病;直接损伤胞宫影响冲任为病。

妇科病机与内科、外科等其他各科病机的不同点,就在于妇科病机必须是损伤冲任(督带)的。在生理上胞宫是通过冲任(督带)和整个经脉联系在一起的,在病理上脏腑功能失常、气血失调等只有损伤了冲任(督带)的功能时,才能导致胞宫发生经、带、胎、产、杂诸病。历代医家多是以此立论的。《诸病源候论》论妇人病,凡月水不调候五论、带下候九论、漏下候七论、崩中候五论,全部以损伤冲任立论;《校注妇人良方》称:"妇人病有三十六种,皆由冲任劳损而致,盖冲任之脉为十二经之会海。"《医学源流论》说:"凡治妇人,必先明冲任之脉……冲任脉皆起于胞中,上循背里,为经脉之海,此皆血之所从生,而胎之所由系,明于冲任之故,则本源洞悉,而候所生之病,则千条万绪,以可知其所从起。"李时珍更明确地说:"医不知此,罔控病机。"说明必须突出"冲任损伤"在妇科病机中的核心地位。本节仅就主要病理机制予以叙述。

3.1.2.1 脏腑功能失常影响冲任为病

(1)肾

肾藏精,主生殖,胞络系于肾。若肾气不足,则冲任不固,系胞无力,可致子宫脱垂;冲任不固,胎失所系,可致胎动不安;冲任不固,封藏失职,可致崩漏;冲任不固,血海失司,蓄溢失常,可致月经先后无定期;冲任不固,不能摄精成孕,可致不孕等病。若肾阴亏损,则精亏血少,冲任血虚,血海不按时满,可致月经后期、月经过少、闭经;冲任血虚,胞脉失养,可致经断前后诸证;冲任血虚,不能凝精成孕,可致不孕。若肾阴亏损,阴虚内热,热伏冲任,迫血妄行,则致月经先期、崩漏等。若肾阳不足,冲任失于温煦,胞脉虚寒,可致妊娠腹痛、胎动不安、不孕等;经期血气下注冲任,命火愈衰,可致经行泄泻;气化失常,湿浊下注冲任,带脉失约,可致带下病;孕期冲任养胎,胎阻气机,湿浊泛溢肌肤,可致妊娠肿胀等病。

(2)肝

肝藏血,主疏泄,性喜条达。若情志不畅,肝气郁结,则血为气滞,冲任失畅,血海蓄溢失常,可引起月经先后无定期;冲任失畅,胞脉阻滞,可引起痛经、闭经等。若肝郁化火,热伤冲任,迫血妄行,可引起带下病、阴痒等。若肝气犯胃,孕期冲脉气盛,挟胃气上逆,可引起妊娠呕吐。若肝血不足,孕后血聚冲任养胎,肝血愈虚,肝阳偏亢,可引起妊娠眩晕,甚则肝风内动,发为妊娠痫证。

（3）脾

脾主运化,司中气,与胃同为气血生化之源。若脾气不足,则冲任不固,血失统摄,可致月经先期、月经过多、崩漏等;冲任不固,胎失所载,可致胎动不安、胎漏、堕胎、小产等;冲任不固,系胞无力,可致子宫脱垂。若脾虚血少,化源不足,冲任血虚,血海不按时满,可致月经后期、月经过少、闭经等;冲任血虚,胎失所养,可致胎动不安、堕胎、小产等。若脾阳不振,湿浊内停,下注冲任,带脉失约,任脉不固,可致带下病;湿浊内停,孕期冲脉气盛,挟痰饮上逆,可致妊娠呕吐。

（4）心

心藏神,主血脉。若忧思积念,阴血暗耗,心气不得下达,冲任血少,血海不能按时满盈,可致月经过少、闭经;营阴不足,神失所养,可致脏躁、经断前后诸证。

（5）肺

肺主气,主肃降,朝百脉而通调水道。若阴虚肺燥,经期阴血下注冲任,肺阴愈虚,虚火上炎,损伤肺络,以致经行吐衄;孕期肃降失职,则致妊娠咳嗽。若肺气失宣。

水道不利,可发生妊娠肿胀、妊娠小便不通、产后小便不通。

3.1.2.2　气血失调影响冲任为病

气血失调,是妇产科疾病中一种常见的发病机理。由于经、孕、产、乳都是以血为用,而且皆易耗血,所以机体常处于血分不足、气偏有余的状态。《灵枢·五音五味》说:"妇人之生,有余于气,不足于血,以其数脱血也。"由于气血之间是相互依存、相互滋生的,伤于血,必影响到气,伤于气,也会影响到血,所以临证时应该分析是以血为主,或以气为主的不同病机。一般说来,情志变化主要引起气分病变,如《素问·举痛论》说:"百病皆生于气也,怒则气上,喜则气缓,悲则气消,恐则气下……惊则气乱,劳则气耗,思则气结,"而寒、热、湿邪则主要引起血分病变,如《素问·调经论》说:"寒湿之中人也,皮肤不收,肌肉坚紧,荣血泣(涩),"《素问·阴阳应象大论》说:"热盛则肿。"说明了寒、热、湿邪主要伤于营血。明确这一病机要点可以为审因论治提供线索;兹将气血失调具体病机分述如下。

（1）情志变化常引起气分病变

气逆,冲气随之而上,孕期可出现妊娠呕吐;经期气逆血上,可出现经行衄血。气虚下陷,则冲任不固,血失统摄,可致经行先期、月经过多、崩漏、产后恶露不绝;冲任不

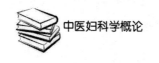

固,不能载胎,则胎动不安;冲任不固,系胞无力,则子宫脱垂。气结、气滞则血滞,冲任失畅,血行迟滞,可致经行后期、痛经、经闭,甚则血结成块,而致症瘕。

(2)寒热湿邪常引起血分病变

寒与血结,血为寒凝,冲任失畅,可致月经后期、月经过少、痛经、闭经、症瘕、产后腹痛等。热与血搏,损伤冲任,迫血妄行,可致月经先期、月经过多、崩漏、经断复来、堕胎、小产、产后发热、恶露不绝等。湿伤于血,遇热则化为湿热,损伤任带二脉,可致带下病、阴痒等;逢寒则化为寒湿,客于冲任,血行失畅,可致痛经、闭经等。

3.1.2.3　直接损伤胞宫影响冲任为病

经期产时,忽视卫生,感染邪毒,搏结胞宫,损伤冲任,可致月经不调、崩漏、带下病、产后发热等。久居湿地,或冒雨涉水,寒湿之邪侵袭胞宫,客于冲任,血为寒湿凝滞,可致痛经、闭经、症瘕等。外伤(含宫腔手术创伤)或房事不节,可直接伤及胞宫,冲任失调,导致月经不调、崩漏、胎动不安、堕胎、小产等。

综上所述,三种病机不是孤立的,而是相互联系、相互影响的。如脏腑功能失常,可导致气血失调;气血失调,也能使脏腑功能失常;同样直接损伤胞宫,可能导致脏腑功能失常、气血失调。总之,不论何种致病因素损伤了机体,不论病变起于哪个脏腑,是在气还是在血,其病机反应总是整体的,都是损伤了冲任(督带)生理功能才发生妇产科疾病的。懂得这些,才能从错综复杂的变化中,找出经、带、胎、产、杂等诸病病机的关键所在,最后做出比较正确的诊断。

3.2　妇科疾病的诊法与辨证概要

3.2.1　四诊要点

妇科疾病的四诊要点,在对全身症状了解的同时,着重阐述经、带、胎、产方面的诊察方法。在临床上必须四诊合参,不可偏废。

3.2.1.1　望诊

根据妇科的特点,望诊时除观察患者的神志、形态、面色、唇色、舌质、舌苔外,应注意观察月经、带下和恶露的量、色、质的变化。

(1)望月经

经量过多,多属血热或气虚;经量过少,多属血虚、肾虚或寒凝血滞;经量时多时少,多属气郁、肾虚。经色紫红或鲜红,多属血热;经色淡红,多属气虚、血虚;经色紫黯,多属瘀滞。经质稠黏,多属瘀、热;经质稀薄,多属虚、寒;夹紫黯血块者,多属血瘀。

(2)望带下

带下量多,是属病态,或因湿热较重,或由脾虚、肾虚,临证必当详辨。带下色白,多属脾虚、肾虚;带下色黄,多属湿热或湿毒;带下色赤或赤白相兼,多属血热或邪毒;带质清稀,多属脾虚、肾虚;带质稠黏,多属湿热蕴结。

(3)望恶露

恶露量多,色淡,质稀者,多为气虚;色鲜红或紫红,稠黏者,多属血热;色紫黑有块者,多为血瘀。

3.2.1.2 闻诊

闻诊包括耳听声音、鼻嗅气味两个方面。

如语音低微者,多属中气不足;寡欢少语,时欲太息,多属肝气郁结;声高气粗,甚或语无伦次者,多属实证、热证;嗳气频作,或恶心呕吐者,多属胃气上逆、脾胃不和;喘咳气急者,多属饮停心下,或肺气失宣。

鼻嗅气味了解病体及病室气味,以辨阴阳、寒热。在妇科主要是了解月经、带下、恶露等气味。若气味腥臭,多属寒湿;气味臭秽,多属血热或湿热蕴结;气味恶臭难闻者,多属邪毒壅盛,或瘀浊败脓等病变,为临床险症。

3.2.1.3 问诊

问诊是诊察疾病的重要方法之一,通过问诊可以了解患者的起居、饮食、特殊的生活习惯等,同时了解疾病的发生、发展、治疗经过、现在症状及其他与疾病有关情况,为诊断提供重要依据。在妇科疾病的诊察中,要熟练掌握与妇女经、带、胎、产有关的问诊内容。

(1)年龄

不同年龄的妇女,由于生理上的差异,表现在病理上各有特点,因此在治疗中也各有侧重。一般来说,青春期常因肾气未充,易导致月经疾患。中年妇女由于胎产、哺乳,数伤于血,肝肾失养,常出现月经不调、胎前产后诸病。老年妇女脾肾虚衰,易发生经断前后诸证、恶性肿瘤等。

(2)主诉

主诉应该包括两个要素,即主要病症性质和发生时间。主诉在问诊时必须首先询问清楚,在具体书写时要求文字简练、精确。主诉为妇科的其他问诊内容提供了线索,

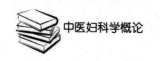

在疾病的诊断上有重要价值。

（3）现病史

现病史包括发病原因或诱因,起病缓急,开始有哪些症状,治疗经过与效果,现在有何症状等。

（4）月经史

了解月经初潮年龄,末次月经日期,末次前月经日期,月经周期,经行天数,经量、经色、经质的变化,经期前后的症状,现在或经断前后的情况。常用14横线上4至5横线下28至30表示初潮年龄、周期、经期。经期提前,多属血热或气虚;经期错后,多属血虚或寒凝;经期或先或后,多属肝郁或肾虚。月经持续超过7天以上者,属月经过多或经期延长;不足2天者,为月经过少。育龄妇女突然停经,应注意是否妊娠。若经前或经期小腹疼痛拒按,多属实证;经后腰酸腹痛,按之痛减,多属虚证。胀甚于痛者,多属气滞;痛甚于胀者,多属血瘀。小腹冷痛喜按,得温痛减,多属虚寒;小腹冷痛拒按,得温痛减,多属寒实。

（5）带下

询问带下的量、色、质、气味等情况,也须结合望诊、闻诊进行辨证。若带下量明显增多,色白清稀,气味腥臭者,多属虚证、寒证;色黄或赤,稠黏臭秽者,多属热证、实证。同时还应注意阴部有无坠、胀、痒、痛等情况。

（6）婚产史

问结婚年龄,配偶健康情况,孕产次数,有无堕胎、小产、难产、死胎、葡萄胎、胎前产后诸病,以及避孕措施等。

（7）既往史

目的在于了解过去病史与现在妇科疾病的关系。既往慢性肾病史,怀孕后可能浮肿较重;既往高血压史,怀孕末期患子晕、子痫机会多,而且病情较重,应予重视。

严重贫血、心力衰竭、药物中毒、严重感染等,常可导致死胎、堕胎、小产;结核病、反复刮宫,常可导致闭经。

（8）家族史

着重了解有无遗传性疾病、肿瘤病史等。另外,肝炎、肺结核也有一定家族性,与生活上的经常接触有关。

（9）个人生活史

包括职业,工作环境,生活习惯,嗜好,家庭情况等。如久居湿地,或在阴湿地区工作,常为寒湿所侵;偏嗜辛辣,易致血热;家庭不睦,常使肝气郁结;经期、产后不禁房事,易致肾气亏损,或感染邪毒。孕前酗酒可引起胎儿"酒精中毒综合征",孕后大量吸烟可致流产、死胎、畸胎、低体重儿及胎儿宫内窒息等。

3.2.1.4　切诊

切诊包括切脉与按察胸腹、四肢两个部分。

（1）脉诊

妇科疾病寒、热、虚、实的辨证,其脉诊与其他科相同。这里仅就经、带、胎、产的常见脉象阐述如下。

① 月经脉:

月经常脉月经将至,或正值月经来潮期间,脉多滑利。

月经病脉月经病脉主要有虚、实、寒、热四个方面。脉缓弱者,多属气虚;脉细而无力或细弱者,多属血虚;脉沉细者,多属肾气虚;脉细数者,多属肾阴虚,或虚热;脉沉细而迟或沉弱者,多属肾阳虚。脉弦者,多属气滞、肝郁;脉涩而有力或滑者,多属血瘀;滑而有力者,多属痰湿与血搏结。脉沉紧者,多属血寒;脉沉迟无力者,多属虚寒;脉沉紧或濡缓者,多属寒湿凝滞。脉滑数、洪数者,多属血热;脉细数者,多属虚热;脉弦数有力者,多属肝郁化热。

② 带下脉:

带下量多本属病态,所以带下只有病脉。脉缓滑者,多属脾虚湿盛;脉沉弱者,多属肾气虚损;脉滑数或弦数者,多见湿热;脉沉紧或濡缓,多见寒湿。

③ 妊娠脉:

妊娠常脉妊娠3月后,六脉多平和而滑利,按之不绝,尺脉尤甚。

妊娠病脉若妊娠脉现沉细而涩,或两尺弱甚,多属肾气虚衰,冲任不足,易致胎动不安、堕胎等。若妊娠末期脉弦而劲急,或弦细而数,多属肝阴不足,肝阳偏亢,易致妊娠眩晕、妊娠痫证。

④ 临产脉:

临产脉又称离经脉。《脉经》称"怀妊离经,其脉浮。"《妇人大全良方》说:"沉细而滑亦同名"。《证治准绳》说:"诊其尺脉转急,如切绳转珠者,即产也。"《薛氏医案》说:"试捏产母手中指,中节或本节跳动,方与临盆即产矣,"后世多有相同或相近之论:一般来说,离经脉是六脉浮大而滑,即产时则尺脉转急,如切绳转珠,同时中指本节、中节甚至末端指侧动脉搏动。

⑤ 产后脉:

产后常脉产后冲任气血多虚,故脉多见虚缓和平。

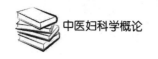

产后病脉若脉浮滑而数,多属阴血未复,虚阳上泛,或外感实邪。脉沉细涩弱者,多属血脱虚损诸证。

（2）按诊

妇产科疾病的按诊,主要是按察腹部、四肢。

凡痛经、经闭、症瘕等病,临证应按察小腹,以辨证之虚实,以明结块之有无,并审孕病之区别。若妇女经行之际,小腹疼痛拒按,多属于实;隐痛而喜按,多属于虚;诊四肢不温,小腹疼痛,喜热喜按,多属虚寒。若察得小腹内有结块,则为症瘕之病,其结块坚硬,推之不动,按之痛甚者,为血瘀;其结块不硬,推之可移,按之可散者,为气滞。

若诊四肢冷凉,多为阳虚、气虚之征;若手足心热,则属阴虚内热之象。妊娠肿胀者,临诊常按下肢。若按胫凹陷明显,甚或没指者,多属水盛肿胀;按之压痕不显,随手而起者,属气盛肿胀。

有时为了进一步明确诊断,尚须进行妇科检查及辅助检查。凡孕妇产前检查,应按察腹部。

总之,临床上宜四诊合参,抓住主症,分析病变所在,才能做出正确的诊断。

3.2.2　辨证要点与常见证型

妇科疾病的辨证要点,是根据经、带、胎、产的临床特征,结合全身症状、舌象、脉象,按照阴阳、表里、寒热、虚实八纲辨证的原则,来确定它的证型诊断。因此对妇科疾病的辨证,必须从局部到整体进行全面综合分析,才能辨别脏腑、气血的病变性质,做出正确诊断,为治疗提供可靠的依据。

妇科采用的辨证方法主要是脏腑辨证和气血辨证,个别采用卫气营血辨证。如产后发热的感染邪毒型,病变表现了温热病的发展全过程,此时用卫气营血辨证就较为合理。当然无论何种辨证方法,尽可以八纲统而论之。

兹将妇科疾病常见证型,按脏腑辨证和气血辨证列表3-1、表3-2于下:

表3-1　脏腑辨证证型简表

证型	妇科特征	全身证候	舌象	脉象
肾气虚	经行先后不定期,经行后期,量或多或少,经量过少,经色淡红,崩漏,经闭,胎动不安,滑胎,不孕,阴挺,难产	腰酸腿软,头晕耳鸣,小便频数,精神不振,面色晦暗	舌淡红,苔薄白	沉细

证型	妇科特征	全身证候	舌象	脉象
肾阴虚	经行后期或先期,经血量少、色鲜红,经闭,崩漏,经断前后诸证,胎动不安,不孕	腰酸腿软,头晕耳鸣,口燥咽干,颧红,手足心热,失眠盗汗	舌红而干,少苔或无苔,或花剥	细数,尺脉无力
肾阳虚	经行泄泻,带下量多、清稀,子肿,不孕,崩漏,胎动不安	腰酸腿软,甚至腰痛如折,头晕耳鸣,畏寒肢冷,小便清长,夜尿多,性欲减退,精神萎靡,泄泻,水肿	舌淡,苔薄白而润	沉细而迟,或沉溺
肝气郁结	经行先后无定期,经量多少不定、血色暗红,经行不畅,痛经,经闭,不孕,缺乳	胸胁乳房胀痛,胸闷不舒,小腹胀痛,时欲太息,嗳气,食欲不振	舌正常,苔薄白	弦
肝郁化火	经行先期,量多、色紫红,崩漏,经行吐衄,妊娠恶阻	头痛,眩晕,耳鸣,目赤肿痛,口苦而干,烦躁易怒,胁痛	舌红苔薄黄	弦数
肝经湿热	带下色黄或赤、臭秽,阴痒,阴蚀	胸闷胁痛,心烦易怒,大便干燥,小便黄赤,口苦咽干	舌红,苔黄腻	弦滑而数
肝阳上亢	经断前后诸证,妊娠眩晕	头晕头痛,目眩,耳聋,耳鸣,四肢麻木,震颤,少寐多梦,手足心热	舌红,苔少	弦细或弦而有力
肝风内动	妊娠痫证,产后发痉	头痛头晕,眼花,突然昏厥,不省人事,手足抽搐,角弓反张	舌红或绛,无苔或花剥	弦细而数
脾气虚弱	经行先期,月经过多、血色淡,崩漏,经闭,带下,阴挺	面色淡黄,四肢倦怠,无力,口淡乏味,不思饮食,食后腹胀	舌淡,苔薄白	缓弱

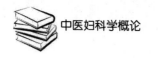

续表

证型	妇科特征	全身证候	舌象	脉象
脾阳不振 （痰湿）	经行泄泻，带下，子肿，不孕，经行后期，闭经，恶阻	面色㿠白，倦怠无力，畏寒肢冷，甚则浮肿，食欲不振，腹部胀满，大便溏泄，形体肥胖，心悸气短	舌淡，胖嫩，苔白腻	缓滑无力或滑
肝虚血少 （心脾两虚）	月经后期，量少，闭经，胎动不安，月经先期，崩漏，脏躁	面色萎黄，头晕心悸，怔忡健忘，少寐多梦，神疲肢倦	舌淡红，苔薄白	细弱
心肾不交	经断前后诸证，脏躁	怔忡，健忘，虚烦，多梦，头晕耳鸣，腰酸腿软	舌红，苔薄或无苔	细数，两尺无力
阴虚肺燥	经闭，经行衄血，妊娠咳嗽	头晕耳鸣，两颧潮红，潮热，盗汗，咳嗽，手足心热，咽干鼻燥	舌红或绛，苔花剥或无苔	细数
肝肾阴虚	崩漏，妊娠眩晕，脏躁，阴痒	"肾阴虚"与"肝阳上亢"二型之合证	舌红而干	弦细而数
脾肾阳虚	经行泄泻，带下，子肿	"肾阳虚"与"脾阳虚"二型之合证	舌淡，苔白洞或腻	沉迟或沉溺

表 3-2　气血辨证证型简表

证型	妇科特征	全身证候	舌象	脉象
气虚	经行先期，量多色淡、质稀，崩漏，恶露不绝，阴挺，胞衣不下	面色光白，气短懒言，神倦乏力，头晕，目眩，小腹空坠，多污	舌淡，苔薄白	缓弱
气滞	经行后期，淋漓不畅，痛经，经闭，症瘕，缺乳	胸闷不舒，小腹胀痛连及两胁，痛无定处，或腹部包块，推之可移，按之可散	舌质正常，苔薄白	弦
血虚	经行后期，量少，色淡、质稀，经闭，经后腹痛，胎动不安，不孕，缺乳	面色萎黄，指甲色淡，唇色淡红，皮肤不润，头晕，眼花，心悸少寐，疲乏无力，乎足发麻	舌淡，苔少	细而无力

续表

证型	妇科特征	全身证候	舌象	脉象
血瘀	经期不定,色紫有块,经行不畅,痛经、经闭、崩漏,症瘕,产后腹痛,恶露不下或恶露不绝,胞衣不下	小腹疼痛,或有积块,痛处不移,如针刺状,按之痛甚,血块下后痛减,皮肤干燥,甚则甲错,口干不欲饮	舌紫黯,舌边有紫点或瘀斑	沉涩有力
血热	实热:经行先期,月经过多,色紫红、质黏稠,崩漏,胎动不安,恶露不绝	面色红,口干发热,渴喜冷饮,心胸烦闷,小便黄赤,大便秘结	舌红,苔黄	滑数或洪数
血热	虚热:经行先期,经量少、色鲜红,崩漏,胎动不安	面色潮红,低热或潮热,五心烦热,少寐多梦,盗汗,口燥咽干	舌红,苔少或无苔	细数无力
血寒	实寒:经行后期,量少、色鲜红,崩漏,胎动不安	小腹绞痛,得热稍减,面色青白,形寒肢冷	舌黯,苔白	沉紧
血寒	虚寒:经行后期,量少、色淡,痛经	腹痛绵绵,喜暖喜按,头晕短气,腰酸无力	舌淡,苔白润	沉迟无力

3.3 妇科疾病的治法概要

3.3.1 补肾滋肾

肾为先天之本,主藏精气,是人体生长、发育和生殖的根本。妇女发育到一定时期,肾气旺盛,天癸成熟,冲任通盛,才有月经和孕育的可能;若肾气不足,冲任亏损,就会发生经、带、胎、产、杂诸方面的疾病。所以补肾滋肾是治疗妇科病的一个重要原则。同样是早婚多产、房事不节,但由于体质的不同,有的损伤了肾气,有的损伤了肾阳,有的则损伤了肾阴,因此在运用补肾方法时,又有平补、温补、滋补之分。

3.3.1.1 补肾益气

肾气虚,冲任不固,导致月经先期、月经先后无定期、崩漏、胎动不安、子宫脱垂、不孕等疾病。治疗宜平补肾气为主,常用的代表方剂如大补元煎、固阴煎之类。

3.3.1.2 滋肾益阴

肾阴虚,冲任血少,或热伏冲任,导致月经先期、崩漏、闭经、不孕等疾病。治疗宜

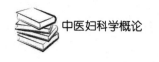

滋肾益阴为主,常用的代表方剂如左归丸、六味地黄丸、补肾地黄丸之类。

3.3.1.3　温肾助阳

肾阳虚,冲任失于温煦,导致经、带、胎、产、杂诸病。治疗宜温肾助阳为主,常用的代表方剂如金匮肾气丸、右归丸之类。

3.3.1.4　温阳行水

肾阳虚的进一步发展,常致气化失常,水湿内停,水湿下注冲任或泛溢肌肤,导致带下病、妊娠肿胀等疾病。治疗宜温肾助阳,化气行水为主,常用的代表方剂如真武汤、五苓散之类。

3.3.1.5　滋肾养肝

肝肾同司下焦,肝藏血,肾藏精,精血相生,肝肾同源。肝肾又为冲任之本,所以肝肾不足产生的病变可影响冲任;冲任损伤,也可涉及肝肾。一般常见的崩漏、经闭、胎动不安、滑胎、不孕等大都由肝肾不足所致。因此,肝肾不足,冲任损伤所引起的妇科疾病,应以滋肾养肝为主,常用的代表方剂如左归丸、杞菊地黄丸之类,并应根据具体病情佐以血肉有情之品。滋肾养肝即是益冲任之源,源盛则流自畅,其病自愈。

3.3.1.6　温肾健脾

脾主湿,肾主水,水湿同根,根于命火的虚衰。脾肾阳虚,水湿内停或日久化为痰浊,可导致经行泄泻、妊娠肿胀、带下病、月经后期、闭经、不孕等病。治疗宜温肾健脾为主,常用的代表方剂如四神丸合健固汤、温胞饮之类,同时根据水湿、痰浊的不同情况兼用燥湿、利水、化痰之品。

总之,补肾滋肾法在妇科疾病治疗中占有十分重要的地位,必须熟练运用,特别是青春期的女子,肾气未充,补肾滋肾就更为重要。

3.3.2　疏肝养肝

肝藏血,主疏泄,性喜条达。又肝司血海,冲为血海。妇女若肝气平和,则经脉流畅,血海宁静,经、孕、产、乳正常。但由于妇女数伤于血,气分偏盛,情绪易于激动,每致肝失条达,疏泄无度,冲任不调,发生经、带、胎、产、杂诸病,治疗应以疏肝养肝为主。因此,疏肝养肝成为治疗妇科疾病的又一个重要原则。

3.3.2.1　疏肝解郁

由于抑郁忿怒,使肝气郁结,冲任失畅,导致月经后期、痛经、闭经、不孕等妇科疾病。治疗宜疏肝解郁为主,常用的代表方剂如加味乌药汤、八物汤之类。

3.3.2.2 疏肝泻火

若肝郁化火,热伤冲任,或气火上逆,导致月经先期、崩漏、行经吐衄等疾病。治疗宜疏肝泻火为主,常用的代表方剂如丹栀逍遥散、清肝止淋汤之类。

3.3.2.3 泻肝除湿

若肝郁化热,肝气犯脾,脾虚湿盛,湿热互结,下注冲任,导致带下、阴痒等疾病。治疗宜泻肝清热除湿为主,常用的代表方剂如龙胆泻肝汤之类。

3.3.2.4 疏肝理脾

若肝气犯脾,肝脾不和,冲任失司,导致月经不调、不孕等疾病。治疗宜疏肝理脾,常用的代表方剂如逍遥散、开郁种玉汤之类。

3.3.2.5 调肝补肾

若肝郁兼肾虚,冲任失调,导致月经不调、痛经、不孕等疾病。治疗宜调肝补肾,常用的代表方剂如调肝汤、定经汤之类。

3.3.2.6 养血柔肝

妇女由于经、孕、产、乳数伤于血,肝血不足,冲任血虚,进一步导致月经后期、月经过少、闭经、胎动不安、不孕等疾病。治疗宜养血柔肝,常用的代表方剂如四物汤、滋血汤、养精种玉汤之类。

3.3.2.7 平肝潜阳

若肝经血虚日重,肝阴不足,或肝血本虚,孕血养胎,肝血愈虚,肝阴不足,均使肝阳偏亢,导致妊娠眩晕、产后痉证等。治疗宜平肝潜阳,常用的代表方剂如一贯煎、三甲复脉汤之类。

3.3.2.8 镇肝熄风

若阴虚火旺,肝风内动者,可致妊娠痫证,宜镇肝熄风,代表方剂如羚角钩藤汤之类。中年妇女由于胎产、哺乳数伤于血,常致肝失所养,导致经、带、胎、产诸病,因此治疗常以调肝为主,但肝肾同源,故也常兼予补肾。

3.3.3 健脾和胃

脾胃为后天之本,乃气血生化之源,而冲任又隶于阳明。妇女脾胃健运,气血充盛,则血海满盈,经候如期,胎孕正常。若脾胃失调,生化之源不足,影响冲任,就容易发生经、带、胎、产、乳各种疾病。其治疗原则应是健脾和胃,资其化源。

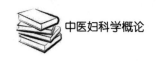

健脾和胃的方法,须根据不同的病情,采用虚者补之、实者泻之、寒者温之、热者清之的法则辨证施治。

3.3.3.1 健脾和胃

素体脾胃虚弱,或为饮食、劳倦所伤,以致脾胃虚弱,冲任不调,或孕期冲气上逆,导致胎产诸病。治疗宜健脾和胃,或佐以消导之品,常用的代表方剂如香砂六君子汤之类。

3.3.3.2 健脾益气

若脾胃虚弱,中气不足,冲任不固,血失统摄,导致胎产崩伤诸病。治疗宜健脾益气为主,常用的代表方剂如举元煎、补中益气汤之类。

3.3.3.3 健脾养血

若脾胃虚弱,影响了生化之源,则脾虚血少,冲任血虚,导致经、带、胎、产诸病。治疗宜健脾养血为主,常用的代表方剂如归脾汤、八珍汤之类。

3.3.3.4 健脾扶阳

脾胃气虚严重者,脾阳不振,运化失职,导致经行泄泻、浮肿等疾病。治疗宜健脾扶阳为主,常用的代表方剂如参苓白术散、健固汤之类。

3.3.3.5 健脾利湿

脾阳不振,水湿内停,甚至水湿下注冲任,导致妊娠肿胀、带下病等疾病。治疗宜健脾利湿,常用的代表方剂如全生白术散、完带汤之类。

3.3.3.6 健脾豁痰除湿

脾阳不振,水湿停聚,化为痰浊,壅塞胞脉,导致月经后期、闭经、不孕等妇科疾病。治疗宜健脾豁痰除湿,常用的代表方剂如丹溪治湿痰方、苍附导痰丸之类。

3.3.3.7 温中和胃

胃中积寒,受纳失权,导致经行泄泻、妊娠呕吐等病。宜温中和胃,常用的代表方剂如理中汤、半夏茯苓汤之类,常用的药物如砂仁、蔻仁、藿香、丁香、炮姜、吴茱萸之类。

3.3.3.8 清热和胃

胃中郁热,或邪热入里,导致妊娠呕吐、产后便秘、产后发热等病。宜清热和胃或泻热和胃,常用的代表方剂如白虎汤、麻子仁丸之类,常用药物如竹茹、黄芩、黄连、大黄之类。

3.3.3.9 养阴和胃

妊娠恶阻,久吐损伤胃阴,或热邪损伤胃阴者,宜养阴和胃,代表方剂如近效方之类,常用药物如石斛、麦冬、天花粉、胡麻仁之类。

在治疗过程中,即使病邪尚未伤及脾胃,用药时也须予以兼顾,不宜过用滋腻或攻伐的药品,以免损伤脾胃,影响运化功能。老年妇女经断以后,先天肾气已衰,气血俱虚,全赖后天水谷滋养,此时健脾和胃以资化源,就更为重要。

3.3.4 调理气血

气血来源于脏腑,运行于经络,是妇女经、孕、产、乳的物质基础。气为血之帅,血为气之母,两者是相互协调,相互为用的。妇女若气血调畅,则五脏安和,冲任通盛,经孕正常。然妇女以血为本,血随气行,由于经、孕、产、乳的关系,容易耗血伤气,导致气血失调,影响冲任,发生妇科疾病。气血失调,不但是妇产科疾病的成因,有时也是妇产科疾病的结果,因此,调理气血成为治疗妇产科疾病的重要原则之一。情志变化常引起气分病变,寒、热、湿邪主要引起血分病变,因此,调气血的方法必须根据临床症状,分辨其在气在血,分析其虚、实、寒、热,然后确定具体治法。

3.3.4.1 病在气分,以治气为主,治血为佐

(1)补气

气虚者补气。气虚者,中气不足,冲任不固,导致月经先期、量多、崩漏、胎动不安、堕胎、小产、产后恶露不绝、子宫脱垂等病,治疗宜补气为主,常用药物如人参、党参、黄芪、白术、山药之类。

(2)升提

气陷者升提。中气不足,甚者则气虚下陷,清阳不升,导致月经过多、崩漏、带下、子宫脱垂等病,治疗宜于补气中加用升提之品,常用的升提药物如升麻、柴胡、荆芥穗之类。

(3)行气

气滞者行气。抑郁忿怒,气机不利,郁滞不行,气滞则血瘀,冲任失畅,导致月经后期、量少、痛经、闭经、缺乳、症瘕等病,治疗宜行气为主,常用药物如香附、木香、乌药、枳壳、陈皮、砂仁、川楝子、荔枝核之类。

(4)降气

气逆者降气。郁怒之甚,则气机逆乱,引起经行吐衄、妊娠恶阻等病,治疗宜行气之中兼用降气之品,常用药物如沉香、枳实、厚朴、半夏、苏子之类。

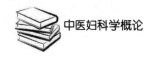

（5）温经扶阳

气寒者温经扶阳。感受寒邪，寒伤阳气，或素体阳虚，寒自内生，导致经、带、胎、产诸病，治疗宜温经扶阳为主，常用药物如附子、肉桂、吴茱萸、炮姜、茴香、桂枝、艾叶、淫羊藿、补骨脂、巴戟天、仙茅之类。

（6）清气泄热

气热者清气泄热。感受热邪，入里化热，或五志过极化火，导致经、带、胎、产诸病，治疗宜清气泄热为主，常用药物如石膏、知母、栀子、黄芩、黄连、黄檗、大黄、芒硝之类。

上述调理气分诸法，常佐以补血、理血、活血之药。

3.3.4.2 病在血分，以治血为主，治气为佐

（1）补血养血

血虚者补血养血。经、孕、产、乳都是以血为用，而又都易耗血，易致冲任血虚，导致月经后期、量少、闭经、胎动不安、产后腹痛等病，治疗宜补血养血为主，重证血虚宜填精补血。常用药物如熟地、白芍、当归、阿胶、龙眼肉、山茱萸、枸杞子之类。

（2）活血化瘀

血瘀者活血化瘀。寒凝、热结、气滞、气虚均可导致血瘀，冲任失畅，引起月经后期、月经过少、经期延长、经间期出血、痛经、崩漏、胞衣不下、产后腹痛、症瘕等病，治疗宜活血化瘀为主，重证宜用虫类血肉有情之品搜剔脉络。常用药物如赤芍、丹参、红花、桃仁、丹皮、益母草、当归、川芎、川牛膝、王不留行、五灵脂、蒲黄、泽兰、山楂、三棱、莪术、延胡索、䗪虫、水蛭、虻虫之类。

（3）软坚散结

血瘀重证，血结成症，宜活血化瘀，同时兼以软坚散结，常用药物如海藻、昆布、鳖甲、牡蛎、穿山甲之类。

（4）固冲止血

出血不止者固冲止血。气虚、血热、血瘀等多种原因可以导致冲任损伤，发生妇科出血疾病，如月经过多、崩漏、胎漏、胎动不安、产后恶露不绝等。在针对出血原因治疗的同时，宜以止血为主，以药物作用不同可分为固摄止血、涩血止血、温经止血、凉血止血、活血止血等类。常用药物如龙骨、牡蛎、乌贼骨、陈棕炭、仙鹤草、血余炭、藕节、艾叶炭、炮姜炭、炒地榆、贯众炭、黑黄檗、焦栀子、侧柏叶、苎麻根、三七、茜草、炒蒲黄、丹皮炭之类。

（5）清热凉血

血热者清热凉血。热邪与血搏结，损伤冲任，迫血妄行，导致月经先期、量多、崩

漏、经行发热、产后恶露不绝、产后发热等病,治疗宜清热凉血为主。常用药物即清气泄热药与凉血药物如水牛角、生地黄、牡丹皮、玄参、白芍之类伍用。

(6)清营祛瘀

热毒与血搏结者清营祛瘀。感染邪毒,入里化热,或热极化毒,与血搏结,导致热入血室、妇人腹痛、产后发热等病,治疗宜清营祛瘀,即清热解毒,活血化瘀。常用药物即清热解毒药如金银花、连翘、蒲公英、紫花地丁、败酱草、鱼腥草、土茯苓之类与活血化瘀药伍用。

(7)温经行滞

血寒者温经行滞。寒邪入里,与血搏结,血为寒凝,冲任阻滞,导致月经后期、量少、痛经、闭经、不孕、癥瘕、胞衣不下等病,治疗宜温经行滞。常用药物即温经扶阳药与活血化瘀药伍用。

(8)温经养血

虚寒者温经养血。素体阳气不足,寒自内生,脏腑生化功能不足,不能生血行血,冲任血虚,导致月经后期、量少、痛经等病,治疗宜温经养血。常用药物即温经扶阳药与补血养血药伍用。

(9)散寒祛湿

寒湿者散寒祛湿。脾肾阳虚,或感受寒湿,寒湿与血凝结,血行不畅,冲任阻滞,导致痛经、闭经、癥瘕等病,治疗宜散寒祛湿为主。常用药物即温经扶阳药与燥湿利湿药如苍术、白术、茯苓、猪苓、泽泻、薏苡仁、车前子、大腹皮、茵陈、木通之类伍用。因寒湿凝滞,血行不畅,所以又常伍用活血化瘀药。

(10)清热除湿

湿热者清热除湿。湿浊从阳化热,或感受湿热之邪,湿热下注,损伤冲任,导致痛经、带下病、阴痒等病,治疗宜清热除湿为主。常用药物即清气泄热药与燥湿利湿药伍用。若湿热化毒或感受湿毒者,又宜解毒除湿,常同时伍用清热解毒药。由于湿阻气机,血行不畅,也常伍用活血化瘀药。

(11)解毒杀虫

感染病虫者解毒杀虫,其治疗详见《外治法》。

上述调理血分诸法,常佐以补气、理气、行气之药。

此外,若失血过多,肢冷欲脱者,应急予补气固脱。同时在采用温补、清补、滋补、破气、逐瘀等法时,也应随时照顾气血,用药不宜过于滋腻、耗散或攻伐,以免滞气滞血、耗气耗血。总之,调理气血的原则,务使气血和调,冲任通畅,则经、带、胎、产诸病,

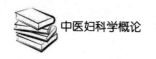

自可治愈。

3.3.5 外治

妇科外治法最常用于前阴诸病,病变部位主要表现在前阴局部,但这些局部的反应和影响可累及全身,同样有些前阴病又是全身病变在前阴局部的反应,所以治疗上既要局部用药,又要结合内治法进行整体调治。前阴病多为邪毒、病虫致病,发生肿胀、脓肿、溃疡、糜烂等病变,在外治法中常选用清热、解毒、杀虫、收敛之类的药物。清热的常用药物如黄檗、黄连、知母等;解毒的常用药物如金银花、蒲公英、土茯苓、鱼腥草、败酱草、白花蛇舌草等;杀虫的常用药物如苦参、鹤虱、蛇床子、百部、雄黄、白头翁等;收敛的常用药物如乌梅、五倍子、赤石脂、乌贼骨、海蛤粉、枯矾等。兹就妇科主要外治法叙述如下。

3.3.5.1 熏洗法

熏洗法即用药水熏蒸和洗涤外阴局部的方法,主要用于外阴病变,如瘙痒、湿疹、肿胀、溃疡等。

使用方法:将所用药物包煎,必须煮沸20~30分钟后方可外用。用时将药水倾入专用盆内,趁热熏洗患部,先熏后洗,待温度适中可以洗涤外阴或坐盆,每次10分钟。溃疡者不浸洗。7日为一疗程,每日1剂,煎2次,分早、晚熏洗。

3.3.5.2 冲洗法

冲洗法即用药水冲洗阴道、外阴的方法,主要用于阴道及宫颈的病变,如滴虫性阴道炎、霉菌性阴道炎、非特异性阴道炎、急慢性宫颈炎(糜烂)等。

使用方法:将所用药物包煎,煮沸20~30分钟。待药水温度适宜(与体温基本一致)时,置阴道冲洗器内进行冲洗。但阴道内皱襞多,分泌物及病原体不易冲洗干净,而用擦洗阴道效果更好,即坐于药水盆中,已婚者可夹持棉球蘸药水擦洗阴道,洗的越彻底效果越好。7日为一疗程,每日1剂,煎2次,分早、晚冲洗。坐盆洗者每次5~10分钟。

3.3.5.3 纳药法

纳药法即将外用药物放置于阴道穹窿和子宫颈部位的方法,主要用于宫颈及阴道的病变,如慢性子宫颈炎(糜烂)、子宫颈癌、滴虫性阴道炎、霉菌性阴道炎、非特异性阴道炎、老年性阴道炎等。

使用方法:将外治药物按需要制成栓剂、膏剂或粉剂等消毒后备用。待外阴或阴道清洁处理后,栓剂可放置于阴道后穹窿(此法可指导患者自己操作),膏剂可涂于无菌纱布上,粉剂可以蘸在带线棉球上,由医务人员常规操作置于创面上。7～10次为一疗程,每日或隔日上药一次。

3.3.5.4　贴敷法

贴敷法即将外治用的水剂、散剂或膏剂用无菌纱布蘸浸后贴敷于患处的方法,主要用于外阴或乳房的病变,如外阴肿胀、外阴溃疡、外阴脓肿切开、急性乳腺炎或回乳等。

使用方法:水剂可将无菌纱布浸蘸药水,贴敷于患处;散剂可直接撒布于破溃之创面上;膏剂可涂于无菌纱布上,贴敷于患处,然后覆盖纱布固定。每日或隔日换药一次,至痊愈为止。

此外,在妇科临床上使用外治法时,有几项原则必须遵守。

所有外用制剂(栓、膏、散等)必须按标准操作规程制备,消毒后使用;所有自煎外用药水,必须煮沸20～30分钟以上方可使用。

治疗部位应常规清洁或消毒。

月经期前、后3天内不宜施用阴道内的外治法,妊娠期、新产后宜少采用外治法,特殊需要者除外。

外用药物治疗期间,禁止房事和盆浴。

从整体观念出发,强调局部外治与全身调治相结合的原则,突出辨证论治。

3.3.6　妊娠忌服药歌

蚖斑水蛭及虻虫,乌头附子配天雄,野葛水银并巴豆,

牛膝薏苡与蜈蚣,三棱芫花代赭麝,大戟蝉蜕黄雌雄,

牙硝芒硝牡丹桂,槐花牵牛皂角同,半夏南星与通草,

瞿麦干姜桃仁通,硇砂干漆蟹爪甲,地胆茅根都失中。

3.4　妇科疾病的预防与妇女保健

3.4.1　月经期与妊娠期卫生

3.4.1.1　月经期卫生

妇女在月经期间,血海由满而溢,子门正开,血室空虚,邪气容易入侵;同时气血失

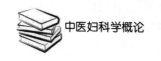

调,情绪易于波动,整个机体抵抗力下降,若调摄不当即可引起疾病。

（1）保持清洁

月经期血室空虚,邪毒容易感染和侵袭胞中,必须保持外阴清洁,防止疾病发生。月经带、月经垫要清洁,或日光消毒。禁止性交、盆浴和游泳,可以湿擦阴部,保持卫生。

（2）避免过劳

经期出血体力下降,过度劳累则伤肾,且又耗气动血,可致月经过多、经期延长,甚至崩漏。因此,经期要避免重体力劳动和剧烈体育运动。

（3）避免寒凉

经期机体抵抗力下降,若感受寒凉或寒湿之邪,则气血凝滞,可致月经后期、月经过少或痛经。因此,经期不宜当风感寒、冒雨涉水、冷水洗脚或冷水浴。

（4）饮食有节

经期饮食不节,若嗜食辛辣助阳之品,或过度饮酒,则热迫血行,致月经过多、月经不调等;若过食寒凉,寒凝血滞,可致痛经、月经过少。故经期要注意饮食调摄,宜食清淡而富于营养的食品。

（5）调和情志

经期阴血下注,气偏有余,情绪容易波动,若被情志伤害可出现月经过多、痛经、闭经等,所以要防止情志损伤,注意化解矛盾,疏通思想,保持心情舒畅。

3.4.1.2 妊娠期卫生

妊娠后,由于生理上的特殊变化,胚胎初结,根基浅薄;血感不足,气易偏盛,机体自身易出现阴阳平衡失调;同时抵抗力下降又易感受外邪。凡此种种,调理失宜,便可导致妊娠疾病的发生。

（1）劳逸结合

适当的劳动和休息,以便气血流畅。孕期不宜过持重物,或攀高涉险,以免伤胎。睡眠要充分,又不宜过于贪睡,以免气滞。衣服宜宽大些,腹部和乳房不宜紧束。

（2）调节饮食

饮食宜选清淡平和、富于营养且易消化的食品,保持脾胃调和,大便通畅。孕期勿令过饥过饱,不宜过食寒凉,以免损伤脾胃。妊娠后期,饮食不宜过咸,以预防子肿、子满。

（3）慎戒房事

孕期必须慎房事,尤其是孕早期3个月和孕晚期2个月,应避免房事,以防导致胎动不安、堕胎、早产及感染邪毒。

（4）用药宜慎

孕期禁用剧毒、破气、破血、通利之类的药品。中医学早已列有妊娠忌服药,并编有歌诀,虽然有"有故无殒,亦无殒也"之说,但用药仍应审慎用之。近年已证实很多药物（包括西药）有致畸作用,特别是孕早期（10周内）应禁用有毒药物（包括有致畸作用的西药）,以保证胎儿健康发育。

（5）注意胎教

孕妇的精神状况对胎儿发育有很大影响,因此孕妇要调节情志,心情舒畅,言行端正,以感化教育胎儿,使其智能健康发育。

（6）定期检查

定期产前检查是孕期保健的重要措施。首先应及时发现并确定早孕,确定妊娠后应对孕期保健给予指导;避免药物、感冒等伤害,注意饮食、生活、起居的调节,孕7个月后指导乳头护理、乳头内陷纠正方法。检查发现异常情况,应予及时纠正,以防难产。

3.4.2 临产护理与产时卫生

3.4.2.1 临产护理

妊娠足月时,孕妇本人及家属要做好临产准备。

（1）认识分娩

孕妇对分娩要有正确认识,分娩是一种自然的生理现象,孕妇必须消除恐惧和惊疑心理。

（2）产室要求

产室要安静整洁,不宜喧哗或私议,以利分娩顺利进行。

（3）养息精力

有临产征兆时,忍痛勿慌,养息精力,不宜用力过早,以防难产。《达生篇》提出的"睡、忍痛、慢临盆"有重要临床意义。

（4）清洁阴部

清洁外阴及灌肠,防止邪毒感染,并促进宫缩,以利分娩。

3.4.2.2 产时卫生

此时宫缩频作,腹痛剧烈,产妇精神紧张,尤应注意监护与指导。

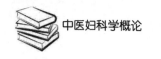

（1）观察产程

严密观察产程进展，了解宫缩情况，监听胎心，记录破膜时间，测量血压。切忌产门尚未开全，临盆过早。

（2）正确助产

产门开全，"腰腹作阵疼痛，相次胎气顿陷……谷道挺进"，胎头着冠之时，指导产妇正确运用腹压，配合医生的接生操作。

（3）处理新生儿

胎儿娩出后，立即清理呼吸道，使其建立呼吸并啼哭，处理脐带。《千金要方》说："儿出讫，一切人及母皆忌问是男是女。"也是保护性措施，以避免影响产妇情绪，引起子宫弛缓性出血。

（4）娩出胎盘

胎盘完全剥离娩出时，应检查胎盘、胎膜的完整情况。

（5）减少出血

胎盘娩出后，可例行肌注催产素10u，产创要及时缝合，以减少出血。同时要继续观察阴道流血情况。

3.4.3　产褥期与哺乳期卫生

3.4.3.1　产褥期卫生

产妇分娩结束，到全身器官（除乳房外）恢复至未孕状态时的一段时间，称产褥期，需6~8周，一般为6周。产后，由于产时用力汗出和产创出血，阴血骤虚，卫表不固，抵抗力下降；恶露排出，血室已开，胞脉空虚，此时若护理不当，将息失宜，每易引起疾病。

因此，在产褥期要注意以下几方面。

（1）寒温适宜

产妇居室应空气清新，冷热适宜。不可当风坐卧，以免外邪侵袭。卫表不固，应避风寒，受之则遍身疼痛；室温不宜过高或过加衣被，特别是夏日暑天，可致中暑。

（2）劳逸适度

产妇要充分休息，保证睡眠时间，劳动不宜过早过累，以免导致恶露不绝、子宫脱垂。

（3）调节饮食

产后气血耗伤，又须化生乳汁哺育婴儿，极需加强营养。饮食宜选营养丰富而易消化的食品,忌食生冷或过食肥甘,以免损伤脾胃。

(4)调和情志

产妇精神要愉快,切忌暴怒或忧思,以免气结血滞,引起腹痛、缺乳等病变。

(5)保持清洁

会阴部的产创要注意消毒和护理。产褥期有恶露排出,血室已开,易致邪毒感染。产创已愈,可用温开水擦洗外阴,内裤及月经带应经常换洗和日光消毒。

3.4.3.2 哺乳期卫生

产妇分娩后 30 分钟即可开始哺乳,哺乳时限一般为 12~24 个月,即称哺乳期。婴儿 4~6 个月时即应增加辅助食品。母乳是婴儿的最佳营养,不仅含有易于消化的各种营养素,而且还含有抵御病邪的抗体,因此,应当尽量坚持母乳喂养。为了保持哺乳的顺利进行,应注意以下几个问题。

(1)清洁乳房

每次哺乳前要用温开水清洗乳头和乳晕,特别是第一次哺乳更要彻底清洗,以免不洁之物带人婴儿口内。同时乳母先要洗手,免致污染乳头。按摩乳房,避免乳汁壅积成痈。乳头皲裂应及时处理。

(2)正确哺乳

哺乳姿势可采用侧卧式或坐式,要注意乳房不能堵塞住婴儿鼻孔。母乳喂养提倡按需哺乳,不规定哺乳时间和次数。每次哺乳时间 10~15 分钟,时间过长会增加乳头的浸软程度,而易发生皲裂。每次哺乳最好完全吸空,以使下次泌乳量增加。

(3)保持乳量

保持乳汁的质和量,调节饮食、加强营养为第一要务。其次,心情舒畅,精神愉快,睡眠充足,避免过劳,按需喂哺等也是重要的条件。

3.4.4 更年期卫生

更年期为绝经前后的一段时期,有的认为是生殖旺盛时期到绝经期的过渡时期。总之此时肾气渐衰,天癸将竭,冲任二脉虚损,失去生殖功能。此时人体阴衰阳盛,阴阳失调,出现一系列不适的自觉症状,如头晕耳鸣、心悸失眠、烦躁易怒、烘热汗出等。为了使妇女顺利度过这一时期,应注意以下几方面的调护。

①多关怀广泛宣传更年期卫生知识,使更年期妇女消除不必要的思想顾虑。同时关心她们的工作和生活,绝经期前后的妇女是生殖器肿瘤好发年龄,应定期作防癌普查。对发生的特殊腹痛、异常的阴道流血、异常增多的带下等情况,要及时检查,确定

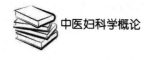

疾病性质,以便早期诊断、早期治疗。

②当运动注意劳逸结合,参加适当的劳动和活动,不可过度安逸少动,要充分理解"流水不腐,户枢不蠹"的道理,宜做适当运动,如打太极拳、练气功等,可以锻炼身体,分散注意力,顺利度过更年期。

③适寒温起居、生活应有规律,以避免外邪侵袭。调节饮食,忌食辛燥耗散之品。

④节房事日常生活要轻松愉快,勿使大怒,勿令忧思。节制房事,以养精神。